Pratiques, croyances et acteurs en gynécologie-obstétrique dans l'Europe chrétienne médiévale

« PRATIQUE SAGE-FEMME/SCIENCES-MAÏEUTIQUE »
Collection dirigée par Claudine Schalck (France), Christine Morin (France), Céline Lemay (Canada), Raymonde Gagnon (Canada) et Yvonne Meyer (Suisse).

La collection « Pratique Sage-Femme/Sciences-Maïeutique » est un espace de réflexion et de débats sur les connaissances, les savoirs et la pratique sage-femme dans le monde francophone. Cette initiative fait suite à l'ouverture, en 2019, de la recherche universitaire pour la Pratique sage-femme, sous le nom de Maïeutique, en France. Cet espace entend permettre aux sages-femmes de penser leurs savoirs et leurs pratiques en toute autonomie. La collection accueille les sages-femmes, les acteurs de la naissance, les femmes, les parents.

Conseiller éditorial L'Harmattan : Gérard E. da Silva

Dernières parutions

Claudine Schalck avec Emmanuelle Lemaire, Nathalie Perrillat, Anne Théau, Céline Vicrey, *La sage-femme, un soutien réel et symbolique pour le deuil périnatal*, 2023.
Camille Marolle, Vie affective et sexuelle de l'adolescente en situation de handicap mental. À travers le regard des parents…, 2023.
Raymonde Gagnon, *Vivre la grossesse et donner naissance à l'ère de la biotechnologie. L'exemple du Québec*, 2023.
Présence à l'international des sages-femmes de la francophonie. Communications des sages-femmes francophones au Congrès ICM 2021, 2022.
Iman Kanaan, *La formation des sages-femmes au Liban : le référentiel de compétences*, 2022.
Naissance physiologique. Ce que veulent les femmes pour elles-mêmes et avec le monde médical, *Revue de l'APSF* n°1, 2021.
Céline Lemay, *Émergence d'une pratique sage-femme au Québec : « être là »*, 2021.
Claudine Schalck, *Le deuil périnatal. Du postnatal à la grossesse d'après. Guide d'intervention pour les sages-femmes et les professionnels de santé*, 2020.

Diane Chaudonneret Croquette

Pratiques, croyances et acteurs en gynécologie-obstétrique dans l'Europe chrétienne médiévale

L'Harmattan

5-7, rue de l'Ecole-Polytechnique, 75005 Paris
http://www.editions-harmattan.fr
ISBN : 978-2-336-50230-4
EAN : 9782336502304

Remerciements

Je tiens d'abord à remercier le Dr Olivia Anselem, ma directrice de recherche qui m'a accompagnée, orientée et conseillée au cours des deux années de la rédaction de ce travail.

Je remercie également les sages-femmes enseignantes de l'école Baudelocque pour leurs précieux conseils et leur accompagnement : Mmes Julie Gaillard, Sylvie Duquenois et Anne Chantry, ainsi que toutes les personnes m'ayant aiguillée dans mes recherches : le Dr agrégée d'histoire Nathalie Sage Pranchère ; le Dr Laetitia Loviconi, maîtresse de conférences EPHE ; Mme Priscille Sauvegrain, sage-femme, chercheuse et représentante au Haut Conseil à l'égalité entre les femmes et les hommes ; Mme Rachel Mazuy, chercheuse associée à l'Institut d'Histoire du Temps Présent et le professeur Claude Harel, responsable du diplôme universitaire d'histoire de la médecine à l'Université de Paris Cité.

Enfin, je n'aurais jamais pu écrire ce travail de recherche sans le soutien infaillible, les conseils et les encouragements de mes proches. Merci à mes amies de l'école de sages-femmes, Inès, Kenza, Charlotte et Céline pour votre soutien pendant ces quatre années passées ensemble, pour avoir été là pour les stages épuisants et les révisions en catastrophe aussi bien que pour les moments de joie dans notre chemin pour devenir sages-femmes (et autres).

Merci à mon père, ma mère, mon frère, ma belle-mère et mes grands-parents pour avoir su, chacun à votre façon, m'accompagner depuis toujours et plus particulièrement ces six dernières années, d'avoir été si patients, d'avoir su me secouer, me motiver et me réconforter dans les meilleurs comme les pires moments.

Introduction

Le domaine de la gynécologie-obstétrique est constitué de plusieurs champs médicaux, qui comprennent entre autres l'obstétrique[1], soit la spécialité médicale focalisée sur l'aide à la conception, la grossesse, les suites de couches, et les soins apportés aux femmes afin de faciliter leur accouchement, et la gynécologie [2] qui est la branche médicale dédiée à l'étude de la physiologie et au traitement des pathologies de l'appareil génital féminin (3).

Actuellement, si un certain nombre d'études historiques traitent du domaine de la gynécologie-obstétrique (et des sages-femmes), elles ont tendance à être concentrées sur les avancées de ces champs médicaux à partir du XVIIIe siècle, grâce notamment à l'intervention de sages-femmes illustres comme Marie-Louise Lachapelle ou Angélique du Coudray, et avec la création de nouvelles techniques visant à faciliter la naissance comme les différents instruments obstétricaux (forceps, spatules, etc.).

Inversement, le Moyen Âge est souvent vu, au moins en Europe, comme une époque caractérisée par une forte régression des connaissances dans différents domaines scientifiques par rapport aux connaissances et aux pratiques dans l'Antiquité, en particulier en médecine. On a également tendance à penser que cette période historique fut marquée sur toute sa durée par un manque d'intérêt de la part de l'ensemble de la communauté scientifique et de la population masculine pour le champ de la gynécologie-obstétrique.

Il est vrai qu'il a fallu attendre plusieurs siècles pour que de véritables universités de médecine voient le jour en Europe, permettant aux différentes professions de santé d'être de mieux en mieux encadrées et organisées. Grâce à une ouverture très progressive de la mentalité chrétienne européenne aux connaissances internationales et à la reprise de la recherche scientifique,

---

[1] Terme issu du latin *obstetrix* (accoucheuse) (1). Ce domaine médical est également connu sous le nom de maïeutique (*maieutikê*, l'art de faire accoucher (2)), dérivé du prénom Maïa, une déesse de la naissance de la mythologie grecque, et qui désignait également les sages-femmes de la Grèce Antique.

[2] Dérivé des termes grecs *gunê* (femme) et de *logos* (science).

la science médicale occidentale put lentement progresser, en parallèle des changements démographiques, religieux et sociétaux ayant bouleversé l'Europe au cours de la période médiévale, et muée par les travaux de nombreux savants que nous aurons l'occasion d'étudier plus tard dans ce texte. Ainsi, à l'ère médiévale pu succéder la Renaissance avec un lent renouveau de la science européenne, et, à partir du XVIIe siècle, une science « expérimentale » remplaça peu à peu la science spéculative majoritaire jusque-là.

Il paraît ainsi intéressant de se pencher sur l'histoire de la gynécologie-obstétrique européenne sur cette période de l'Histoire en somme assez peu connue malgré sa durée conséquente, ainsi que sur l'infinité de croyances, coutumes et pratiques au sein de ce domaine à l'époque, dont certaines, pertinentes ou non, ont perduré parfois jusqu'au XXIe siècle. On peut par exemple citer encore aujourd'hui des croyances et coutumes pouvant, de notre point de vue moderne, être qualifiées de « superstitieuses » telles que les effets de pleine lune sur le nombre de naissances ou celui des pulsions alimentaires des femmes enceintes sur le fœtus.

Selon Thierry Ripoll (psychologue français) en 2020, ces « croyances » parfois erronées constituent ce qu'on peut appeler la foi d'une personne, qu'il définit, bien au-delà du cadre de la religion, à « toute forme d'adhésion totale à des croyances qu'il n'est pourtant pas possible de justifier ni théoriquement ni empiriquement »[3] (4). Il allait en effet jusqu'à dire que les croyances les plus profondément ancrées dans notre imaginaire individuel sont souvent celles qui ne peuvent être vérifiées, soit parce qu'elles sont en fait erronées, soit parce que rien ne permet de les infirmer ou de les réfuter (5). On trouve ainsi la notion de perte d'objectivité dans le fait de croire.

Dans le cas de la médecine médiévale, il est compréhensible, étant donné l'incapacité de la science à expliquer un grand nombre de phénomènes naturels, que de nombreuses croyances irrationnelles qu'on n'hésitera pas aujourd'hui à qualifier de « superstitieuses » (avec l'utilisation d'amulettes et de prières, ou encore l'attribution de ces phénomènes à des forces divines, magiques ou maléfiques (6)),

---

[3] Ripoll T. Introduction. *La puissance infinie des croyances*. In *Pourquoi croit-on*? Auxerre : Éditions Sciences Humaines, 2020, p. 5.

aient vu le jour, afin que des événements inexplicables rationnellement, comme des catastrophes naturelles ou encore des épidémies ne restent pas sans réponses. Selon Zucker Konrad (psychiatre et neurologue allemand, 1893-1978), les croyances superstitieuses donneraient ainsi un faux sentiment de compréhension, de connaissance et de contrôle de notre environnement (7).

Déjà à la période antique, des philosophes romains comme Sénèque et Cicéron qualifiaient de « superstition » l'ensemble des rites et coutumes déviant du modèle religieux latin polythéiste. Pour ces penseurs, elle naissait de l'ignorance et d'une crainte de la nature et des dieux, et ne pouvait être limitée, à défaut de détruite, que par l'étude de la philosophie, de la théologie et du monde qui nous entoure. Cela ne les empêchait toutefois pas d'être eux-mêmes victimes de ces « superstitions » qui constituaient alors la « science » de l'époque. Ces auteurs qualifiaient alors les croyances des religions chrétiennes et judaïques de « superstitieuses », car non conformes à leur modèle traditionnel romain.

Avec la montée du christianisme en Europe au cours du premier millénaire de notre ère, l'équilibre s'inversa et l'Église chrétienne décrédibilisa et condamna à son tour les cultures et les théories ne correspondant pas à ses croyances (8). Ainsi, Saint Augustin d'Hippone (évêque au Vème siècle) regroupa sous le terme de « superstitions » la divination, l'idolâtrie, la démonologie, les arts magiques, haruspices et augures, remèdes et amulettes en tous genres pratiqués de façon courante au cours de la période antique (9). Notons toutefois que ces mêmes pratiques sont encore considérées dans certaines cultures comme des sciences courantes, comme en témoigne la pratique de nos jours de l'astrologie ou de la divination (10).

Cependant les recommandations de Saint Augustin, et plus tard des philosophes de Lumières, de faire preuve de raison pour venir à bout de ces explications divines ou surnaturelles à des phénomènes inexplicables n'empêcha pas pour autant le clergé aussi bien que les laïcs d'être faillible au cours des siècles suivants, et de contredire des théories scientifiques basées sur la raison et des études poussées, comme pour les travaux de Copernic, contestés par l'Église chrétienne des décennies voire des siècles après sa mort (11).

Ces différentes définitions de croyances et de superstitions au cours des siècles permettent ainsi de relativiser sur les erreurs de jugement commises par nos prédécesseurs au cours des derniers millénaires, puisque ces derniers ne disposaient évidemment pas de nos outils actuels pour infirmer ou réfuter des théories n'ayant pu être démenties que des siècles plus tard. On ne peut donc évidemment pas leur reprocher d'avoir essayé de développer des explications, pratiques et rites, aussi inefficaces, voire dangereux, qu'ils aient pu être, et basés sur des notions surnaturelles, voire magiques, nous paraissant aujourd'hui déraisonnables, pour se soigner, se protéger, et se rassurer face à des phénomènes autrement incompréhensibles et effrayants, qui constituaient une large part de la science médicale quotidienne (12).

Cela nous permet également de remettre en question nos propres sciences, croyances et connaissances à l'époque moderne : si nous qualifions aujourd'hui de « superstitieuses » des pratiques bien ancrées dans la science et l'imaginaire collectif d'antan, nos propres croyances ne pourront-elles pas être un jour remises en question par des générations futures et qualifiées à leur tour de superstitieuses ?

Au cours de cette étude, on a cherché à décrire l'évolution de la gynécologie-obstétrique, des acteurs, pratiques et des croyances l'entourant au cours du Moyen Âge dans les pays européens de confession majoritairement chrétienne. L'objectif principal était d'étudier les différents domaines médicaux de la gynécologie-obstétrique, les croyances, pratiques et coutumes y étant rattachées, et d'identifier les différentes influences ayant modelé cette branche de la médecine au fil des siècles de l'ère médiévale. On a également cherché à comprendre l'influence de ces acteurs dans l'évolution (en bien ou en mal) de la science médicale de leur époque, dans la création de croyances et pratiques parfois superstitieuses, dans leur popularisation et pérennisation sur plusieurs siècles et à identifier des événements historiques et scientifiques ayant pu jouer un rôle important dans les progrès autour de la gynécologie-obstétrique.

Plusieurs difficultés ont cependant rapidement émergé dans la collecte et l'étude des documents de ce corpus, comprenant entre autres la dispersion et la destruction des données au fil des siècles, ainsi que le biais de publication dont fut marqué le Moyen Âge. Un grand nombre de données concernant certaines périodes de mon étude, le haut Moyen Âge tout particulièrement, n'ont en fait été écrites que plusieurs siècles plus tard. Pendant longtemps, la plupart des auteurs ont de plus été presque exclusivement de sexe masculin, alors même que le domaine de la gynécologie-obstétrique était le plus souvent le domaine des femmes pendant au début de l'ère médiévale, ce qui amplifia la pauvreté en ressources bibliographiques.

Notre première partie s'intéresse ainsi au contexte historique (grands événements sur cette période, les multiples acteurs et tournants de la science médicale, etc.), la deuxième, à l'évolution de la profession de « sage-femme » au cours de cette période d'étude, et la dernière aux différents champs médicaux de la gynécologie-obstétrique ainsi que les croyances et les pratiques coutumières les entourant au cours des différentes époques de l'ère médiévale, à savoir le haut Moyen Âge (476-987), le Moyen Âge classique (987-ca. 1300) et le bas Moyen Âge (1300-ca. 1500).

1. Contexte historique et acteurs

1.1. L'Église chrétienne

1.1.1. L'influence et le rôle de l'Église dans une Europe en crise

Après la chute de Rome en 476 ap. J.-C., l'Europe fut victime d'invasions barbares à répétition et de grandes vagues d'épidémies, en particulier la peste de Justinien du VIe au VIIIe siècle qui fit entre 25 et 100 millions de victimes. Les anciennes institutions sociales, économiques et religieuses périclitèrent, les villes subirent un déclin majeur et les communautés s'isolèrent les unes des autres (13).

L'Église chrétienne était alors déjà clairement hiérarchisée, dirigée par le pape et ses évêques. Elle pouvait apparaître aux yeux des populations déboussolées par les bouleversements sociaux comme une structure stable vers laquelle se tourner (14), d'autant plus quand, au VIe siècle, le roi Clovis Ier s'allia aux puissants évêques du nord de la Gaule pour renforcer son pouvoir. En échange de sa conversion au christianisme, il gagna le soutien de l'Église qui en profita pour s'implanter fermement dans tout le royaume franc et gagner des fidèles. Les ecclésiastiques devinrent très respectés, et leur vision influença énormément celle du reste du peuple sur les notions de vie, de mort et de morale (15).

Les personnes continuant à adorer des divinités plus anciennes et considérées comme païennes par la chrétienté furent dès lors considérées comme hérétiques et poursuivies. Si leurs croyances et leurs pratiques furent pour la plupart bannies, une partie de ces connaissances dans divers domaines survécurent à la purge mise en place par les autorités chrétiennes, et se mêlèrent à celles des chrétiens (16).

1.1.2. La connaissance et la pratique médicales aux mains de l'Église chrétienne au haut Moyen Âge

1.1.2.1. Sauvegarder le savoir

Entre les IIIe et XIIe siècles, les ouvrages des bibliothèques d'Europe (pour un grand nombre hérités de l'Antiquité) furent pillés ou détruits par les barbares (17). Les monastères européens tentèrent de sauvegarder dès le Ve siècle le plus d'écrits grecs et latins antiques possible, et une partie de ces manuscrits fut également être rapportée au Moyen-Orient où elle fut étudiée au sein des universités (16).

Les auteurs chrétiens des siècles suivants se basèrent énormément sur ces théories antiques, y compris dans le domaine de la santé (18). Cependant, les dirigeants chrétiens jugeaient un grand nombre d'idées gréco-romaines comme hérétiques et dangereuses, et procédèrent à des autodafés. Une large part des écrits antiques fut ainsi perdue dès le début de l'ère médiévale (14). Cette période fut surnommée par beaucoup « l'Âge sombre », terme utilisé pour décrire la pauvreté des données historiques et littéraires datant du haut Moyen Âge, et cependant le plus souvent compris à tort de nos jours comme un moyen de dénigrer cette époque (19).

Les ouvrages qui échappèrent aux pillages et à la destruction furent étudiés et copiés par les moines ; toutefois chaque copiste ajoutait généralement ses propres commentaires et interprétations à ceux de ses prédécesseurs, déformant de plus en plus le texte original (9).

Ces documents quittaient de plus très rarement l'enceinte des bibliothèques monastiques et étaient la plupart du temps retranscrits en latin, ils n'étaient donc pas accessibles à la lecture et à la compréhension par la population laïque, dont la plus grande partie était analphabète, en particulier les femmes (20). Pour cette même raison, très peu de traces nous sont parvenues concernant les soins dispensés par les nonnes en comparaison avec la pratique des moines plus fréquemment instruits. Ces derniers étaient cependant incapables de mettre en pratique les soins gynécologiques ou obstétricaux qu'ils étudiaient en raison de leurs vœux.

L'isolement des communautés, aussi bien religieuses que laïques, entre elles au haut Moyen Âge minimisa de plus les échanges matériels, culturels et intellectuels en Europe (18), et il fallut attendre plusieurs siècles avant que ces échanges reprennent, favorisant un partage des connaissances médicales des monastères et couvents entre eux et avec les membres de la population habitués à délivrer des soins médicaux (21).

Au VIIIe siècle, on qualifia toutefois de Renaissance carolingienne la tentative de l'empereur franc Charlemagne d'encourager le développement de la pensée scolastique, avec la fondation de centres d'enseignement à travers l'Europe, afin d'apprendre la lecture et l'écriture à des membres de la noblesse, mais aussi la médecine aux membres du clergé (19).

Les connaissances en anatomie restaient cependant maigres. La dissection était en effet très rarement pratiquée au début du Moyen Âge en Europe, car elle était considérée comme sacrilège au sein de la chrétienté. Certains auteurs reproduisirent toutefois des dessins de dissections antiques, comme Moschion au VIe siècle, qui reprit les travaux de Soranos d'Éphèse, un médecin méthodiste gréco-romain du IIe siècle ap. J.-C. ayant produit un grand nombre d'écrits obstétricaux et gynécologiques, en particulier dans son *Traité des maladies des femmes* traitant de la physiologie et de la pathologie obstétricales et dans lequel il inclut de nombreuses illustrations.

Toutefois, ces dessins furent souvent victimes, comme les textes écrits, de traductions et interprétations personnelles successives de qualité variable, puisque la grande majorité des copistes ne pratiquaient pas eux-mêmes la dissection (16).

1.1.2.2. La dispensation des soins

Les moines chrétiens endossèrent longtemps à la fois les rôles d'apothicaires (*apothecarii*) et de médecins (*physici*) (16). Au sein des couvents, les nonnes géraient également des hospices et y pratiquaient un peu de médecine et de chirurgie (22).

Les soins étaient essentiellement basés sur l'utilisation de « simples » (des plantes médicinales traditionnelles), cultivées dans les *Herbularii* (23) selon la règle de Saint Augustin instruisant les communautés cléricales d'entretenir une réserve de plantes médicinales (17). Si les hospices tenaient fréquemment des journaux de botanique basés sur leur pratique personnelle, ils ne traitaient donc la plupart du temps que d'ingrédients cultivables sur place (24).

Le peuple n'accordait que peu de confiance aux remèdes souvent très coûteux dispensés au sein des abbayes. Au début du Moyen Âge les religieux n'hésitaient en effet pas à se faire rémunérer grassement leurs services.

Il n'y avait pourtant que peu d'autres « soignants » vers lesquels se tourner : les guérisseurs laïcs, dont l'art était basé sur une pratique quasi exclusivement empirique plutôt que théorique au contraire des membres du clergé, se reposaient également beaucoup sur la religion ou la « magie » et délivraient des remèdes aux dosages douteux. Ils étaient de plus accusés par l'Église d'aller à l'encontre du dessein divin, ou encore de pratiquer la sorcellerie, en particulier les femmes, prétendument plus faibles face aux tentations démoniaques et globalement discriminées pendant des millénaires (14).

1.1.2.3. La recherche médicale et la volonté divine

L'Église chrétienne considéra pendant une grande partie de l'ère médiévale que la recherche de connaissances ou d'explications aux maladies était un blasphème. Si certains comme saint Augustin tentèrent bien de réconcilier la chrétienté avec le principe de la médecine empirique pratiquée au cours de l'Antiquité (15), dans l'ensemble, la science médicale marqua le pas en Europe pendant des siècles en raison de la quasi-absence de nouveaux écrits.

Le domaine médical était également fortement imprégné de notions de châtiment divin ou démoniaque et de guérison par la prière. Ainsi les malades étaient d'abord instruits de se référer à la volonté divine et de prier pour leur rétablissement avant de chercher à se soigner par des méthodes plus terrestres.

1.1.3. Influences directe et indirecte de l'Église sur la médecine au Moyen Âge classique

1.1.3.1. Un retrait progressif de l'Église de la pratique médicale…

Les autorités chrétiennes redoutaient que le clergé ne bascule dans l'avarice et la cupidité (par la rémunération des soins médicaux) au détriment de ses devoirs envers Dieu et le peuple (21). Des lois issues notamment des conciles de Clermont en 1130, de Reims en 1131 et de Latran en 1139, comme celle créée par le pape Pélage II au VIe siècle tentant d'interdire le négoce aux ecclésiastiques [4] (25) ont ainsi défendu progressivement aux membres de l'Église chrétienne la pratique de la médecine et de la chirurgie (26). Selon certains historiens, les instances religieuses de l'époque auraient ainsi déclaré « *ecclesia abhorret a sanguine* » (« l'Église a horreur du sang », signifiant une volonté de voir le clergé se détacher de la pratique médicale). Cependant une incompréhension au XVIIe siècle propagea à tort l'idée que cette phrase signifiait que l'Église chrétienne désapprouvait la pratique de la chirurgie, et plus tard de la dissection, dans leur ensemble (27).

La majorité des religieux chrétiens ne pratiqua donc plus la médecine à partir de la fin du XIIe siècle (16). Certains contrevenants poursuivirent toutefois leurs recherches personnelles, avec des résultats plus ou moins heureux. Le bénédictin Basile Valentin d'Erfurt (1394 - ca. 1450) mit notamment au point une panacée composée d'antimoine (un composé dont les effets se rapprochent de ceux de l'arsenic) qu'il testa sur les membres de son monastère, ce qui causa chez un grand nombre d'entre eux l'apparition d'irritations oculaires et cutanées, des maladies pulmonaires et cardiaques, des diarrhées, des vomissements ou encore des ulcères gastriques (28).

Malgré l'ordre donné pas le pape Honorius III en 1220 (22), les nonnes continuèrent d'administrer des soins légers (essentiellement des soins infirmiers et de la médecine palliative) aux malades et aux indigents, et les couvents aussi bien que les monastères continuèrent de cultiver les simples nécessaires aux divers traitements (14).

1.1.3.2. ... mais une emprise persistante sur les soins médicaux et ceux les délivrant

Le clergé chrétien tenait toutefois à rester auprès des patients, parfois au détriment de la prise en charge médicale et de la santé des malades. Le concile de Canterbury de 1236 prescrivait ainsi que le « médecin des âmes » (le prêtre) soit appelé en priorité (avant le médecin) si le pronostic vital d'une personne était engagé (29). Les

[4] Delaunay P. *Sécularisation de l'art pharmaceutique*, 1948, p. 36.

médecins perdirent de plus le droit de soigner un patient refusant de se confesser (14).

Les ecclésiastiques entendaient également réguler la pratique des sages-femmes, comme en témoigne le concile de Sens en 1212 qui statua que les sages-femmes et les nourrices chrétiennes avaient interdiction d'aider les femmes juives à accoucher ou à nourrir leur bébé, par crainte que les chrétiennes ne soient perverties par des croyances hérétiques (30).

La médecine était encore un mélange d'étude du cosmos, d'alchimie, de religion et de science (22), et l'Église continua de propager l'idée que les maladies ou toutes les formes d'anomalies corporelles ou mentales étaient des punitions divines ou démoniaques. Une femme mettant au monde un bébé déformé était ainsi accusée d'avoir forniqué avec les démons et risquait le bûcher (16).

1.1.3.3. Les débuts de l'Inquisition papale et des chasses aux sorcières

La haine de l'Église chrétienne à l'encontre des opposants à sa doctrine et pour les connaissances de ces derniers atteignit des sommets au XIIIe siècle. En 1234, Innocent IV créa l'Inquisition papale, habilitée à arrêter et torturer les hérétiques. Toute personne pratiquant une religion différente, vivant en marge du reste de la communauté ou prodiguant un savoir ou des soins interdits risquait alors d'être poursuivie par les inquisiteurs fanatiques. Les connaissances que ces victimes auraient pu transmettre furent ainsi discriminées, et souvent détruites ou perdues.

Cette attitude pleine de préjugés de l'Église fut toutefois fortement critiquée par certains auteurs comme Arnaud de Villeneuve (1240-1311), un médecin de Valences qui fut un des pionniers de l'enseignement de la médecine universitaire en Europe (22).

1.1.4. Religion chrétienne et sexualité

1.1.4.1. Jours interdits

Les autorités chrétiennes établirent au cours de la période médiévale des jours où les rapports sexuels, même au sein d'un couple marié, étaient interdits et susceptibles de nuire aux contrevenants.

Jonas d'Orléans, évêque franc au VIIIe - IXe siècle, lista ces jours dans son *De institutione laicali* (*Instruction des laïcs*). Les rapports le dimanche, les jours fériés, pendant la grossesse ou le post-partum, avant le rituel de purification des relevailles ou pendant la durée de l'allaitement maternel (31), étaient selon lui prohibés, et passaient pour rendre les hommes stériles ou causer la naissance de bébés mal formés, mort-nés, lépreux ou encore débiles (27) au moins jusqu'au XIIIe siècle (32).

Le coït pendant les jours de règles était censé mener à la conception de bébés idiots, malades, ou pire, roux (porteurs de malheur dans la pensée médiévale) (16), et on pensait que l'homme risquait d'être contaminé par ce sang menstruel, considéré comme impur et dangereux pendant des millénaires, de l'Antiquité au XVIe siècle. Saint Jérôme au IVe siècle écrivait par exemple que les relations sexuelles pendant les jours de menstruations ne pouvaient pas rester impunis : « les hommes doivent s'abstenir des femmes [pendant leurs règles] parce que seront conçus des enfants privés de membres, des aveugles, des boiteux, des lépreux, afin que les parents n'ayant pas rougi de s'unir dans la chambre conjugale, leurs péchés soient manifestes à tous et dénoncés dans leurs petits [5] (33) ».

Au Moyen Âge classique, des auteurs comme Bernard de Gordon (1250-1310, médecin à Perpignan, et partisan de la médecine empirique) étaient du même avis : « on ne doit point habiter [...] les femmes qui sont menstrueuses »[6] (32).

Au XIe siècle en Norvège, la loi de Borgarthing interdisait ainsi les rapports sexuels jusqu'à 228 jours par an (34).

1.1.4.2. Une condamnation de la luxure

Les rapports sexuels visant uniquement à satisfaire la luxure des parents (sans intention de procréer) étaient très mal vus par les autorités religieuses, et passibles de peines lourdes comme des périodes prolongées de jeûne, une amende, voire l'excommunication (9). Les saints Augustin et Bonaventure les considéraient même comme un péché mortel, car ils représentaient selon eux un

---

[5] Flandrin Jean-Louis. *Le sexe et l'Occident : évolution des attitudes et des comportements*. Paris : Éditions du Seuil, 1981, p. 163.
[6] Bernard de Gordon, *op. cit.* livre 7, chapitre 1.

amour excessif pour la femme au détriment de l'amour dû à Dieu (28). Le concile de Worms de 868 rappelait également que les rapports sexuels ne devaient servir qu'à la reproduction, et étaient donc inutiles si une grossesse était déjà en cours (18).

Au Moyen Âge classique, la plupart des théologiens étaient également opposés aux rapports sexuels en cours de grossesse. Pour certains comme Alexandre de Halès en 1240, ils constituaient un péché mortel dans la mesure où ils étaient selon lui susceptibles de faire courir un danger au fœtus. Pour Thomas d'Aquin, ces rapports pouvaient également abîmer la poche des eaux (35).

D'autres auteurs avaient un avis moins tranché, et considéraient que la gravité des rapports périgestationnels variait selon le terme de la grossesse. Buchard de Worms au XIe siècle en particulier écrivait : « T'es-tu accouplé avec ton épouse après qu'une conception fût manifeste ? Tu feras pénitence dix jours au pain et à l'eau. T'es-tu accouplé avec ton épouse après que l'enfant a remué dans l'utérus ? Ou du moins quarante jours avant l'accouchement ? Si tu l'as fait, tu feras pénitence vingt jours au pain et à l'eau » [7](36).

1.1.4.3. Pratiques sexuelles « déviantes »

L'Église réprouvait en outre fermement des pratiques sexuelles qu'elle jugeait immorales, notamment listées au cours du diocèse de Cambrai de 1300. Les prêtres pénitenciers, les curés voire les évêques étaient entre ainsi chargés de rechercher et juger ces péchés sexuels en fonction de leur gravité (37).

Bernard de Gordon écrivait ainsi à propos des pénétrations anale et orale que « [l'homme] doit habiter et répandre sa semence en la matrice et non en autre trou selon la loi de Dieu et de la nature » [8] (32). Les « pollutions manuelles ou mentales » (lecture de livres considérés comme impudiques, pensées luxurieuses, etc.), le coït interrompu ou l'homosexualité étaient quant à eux jugés parfois aussi sévèrement que l'inceste (17).

---

[7] Flandrin Jean-Louis. *Un temps pour embrasser : aux origines de la morale sexuelle occidentale, VIe-XIe siècle*. Paris : Éditions du Seuil, 1983, p. 15.
[8] Bernard de Gordon, *La pratique de Maître Bernard de Gordon qui s'appelle Fleur de Lyx en médecine*, Lyon, 1495, livre 7, chapitre 1.

Les positions sexuelles étaient également très limitées, puisque seules celles où la femme était « passive » et en dessous de son mari étaient acceptables. La position *more canino* (« levrette ») était quant à elle considérée comme une insulte au genre humain. Thomas Sanchez disait ainsi au XVIe siècle que « puisque la nature prescrit ce mode aux bêtes, l'homme qui en prend le goût devient semblable à elles »[9]. La position *mulier super virum* (ou « position dorsale », « la femme au-dessus de l'homme ») était encore plus grave, car elle était d'une part censée permettre à la femme de dominer l'homme (ce qui était vu comme contre-nature (38)) et n'aurait de plus pas favorisé la conception, en mettant la matrice sens dessus dessous, en compliquant le trajet de la semence vers l'utérus, voire en causant des lésions des organes génitaux (32). Dans d'autres textes, on retrouve de plus la croyance que le membre du couple portant l'enfant était celui en dessous de l'autre : « Mais dis-moi sur ta foi, lequel des deux porte l'enfant ? — [...] c'est celui qui est en dessous »[10].

1.1.4.4. Une perception de la sexualité en transition à la fin du Moyen Âge

De nouvelles idées sur la sexualité commencèrent à émerger, même chez les représentants de la religion chrétienne, au cours du bas Moyen Âge. Martin Le Maistre (1432-1481), confesseur du roi Louis XI, commença notamment à s'appuyer sur des théories aristotéliciennes pour mieux distinguer la sexualité à visée procréative de la sexualité en général. Contrairement à la plupart de ses prédécesseurs et contemporains, il considérait les rapports sexuels n'ayant pas pour but la conception d'un enfant comme acceptables, voire louables. Il s'opposait ainsi aux théories d'auteurs comme Saint Thomas, qui basait sa doctrine sur la théorie de l'ordre naturel, à savoir que tout usage excessif de son corps par quelqu'un constituait une insulte à Dieu, et que la nature de l'homme le rendait pareil à Lui, soit un (pro) créateur.

---

[9] Jean-Louis Flandrin, *Contraception, mariage et relations amoureuses dans l'Occident chrétien,* Annales. Histoire, Sciences Sociales, 1969, No. 6, p 1382.
[10] Zapperi, *L'homme enceint*, Paris, PUF, 1938, p. 13.

Selon Le Maistre, les relations sexuelles au sein d'un couple marié (l'adultère demeurant à ses yeux un crime innommable) n'ayant pas pour but la conception étaient acceptables, si elles constituaient le seul traitement à un mal affectant un ou les deux membres du couple, ou si elles servaient à libérer l'esprit d'un état de désir permanent, afin qu'il ne devienne pas une préoccupation constante risquant de mener à l'adultère ou au bordel. Il condamnait toutefois les pratiques ayant exclusivement pour but d'éviter la conception (contraception, avortement, etc.) (39).

La majorité des théologiens de l'époque de Le Maistre suivaient cependant toujours la pensée prédominante autour de la sexualité des siècles précédents, à savoir que tout rapport sexuel n'ayant pas pour but ultime la conception d'un enfant tenait de la luxure et du péché.

1.2. Médecins : d'une formation sommaire à l'enseignement au sein des universités

1.2.1. Au Haut Moyen Âge

Au haut Moyen Âge les « médecins » étaient pour la plupart des hommes ne disposant d'aucun diplôme pour attester d'une réelle formation. Comme Hippocrate le disait dans *De la Bienséance* au Ve siècle av. J.-C. (40), leurs compétences d'orateur et leur apparence jouaient donc un rôle majeur dans le crédit que leur attribuait leur clientèle. Ils étaient en général formés comme apprentis sous la tutelle d'un praticien plus âgé, qui leur enseignait l'utilisation des herbes et quelques compétences chirurgicales (24).

Les médecins préféraient cependant laisser les femmes et autres guérisseurs se charger de l'obstétrique, qu'ils considéraient comme un domaine en dessous de leurs qualifications et assez peu lucratif (41). Toutefois les médecins écrivirent parfois sur leurs quelques expériences personnelles en obstétrique, ou plutôt à partir des dires de témoins. Cependant ces récits étaient en latin et utilisaient trop de mots savants pour que le reste de la population soignante puisse espérer les utiliser. Ils traitaient de plus presque exclusivement du système de santé au sein des milieux urbains, puisque les soignants ne s'établissaient que rarement à la campagne en raison de la faible densité démographique qui ne leur aurait pas permis de vivre uniquement de leur art (9).

1.2.2. Naissance du système universitaire au Moyen Âge classique en Europe

Après des siècles d'insuffisance des échanges entre les différentes communautés, le Moyen Âge classique fut marqué par une diminution des invasions barbares, conduisant à une augmentation des échanges de connaissances (42). Les métropoles de France, d'Espagne, de Sicile ou d'Italie en particulier, qui accueillaient un large éventail d'ethnies, de religions ou de cultures, constituaient des carrefours de premier choix entre les mondes juifs, arabes et chrétiens (15).

Le XIIe siècle fut ainsi marqué par la fondation d'un grand nombre d'universités en Europe, inspirées du modèle arabe, et entérinant enfin la formation des étudiants chrétiens par un diplôme officiel reconnu en remplaçant progressivement le système d'apprentissage et de compagnonnage jusque-là majoritairement en vigueur (16).

1.2.2.1. Des universités européennes aux protecteurs et influences multiples

La plupart de ces institutions étaient fondées par l'Église : sur quarante-quatre universités créées avant 1400 en Europe, trente-et-une possédaient des lettres papales, comme le collège des Bernardins à Paris (28). La foi chrétienne influença ainsi énormément l'enseignement en médecine, en obligeant notamment les étudiants à suivre en parallèle de leurs études scientifiques des cours de droit, de théologie, ou de philosophie, brouillant les limites entre la médecine universitaire et la religion chrétienne (24).

Ces établissements avaient malheureusement tendance à s'enfermer dans le passé : pendant longtemps, les études de médecine dispensées au sein des universités basèrent leurs théories sur l'étude stricte des textes de médecine antique approuvés par la religion. La lecture d'ouvrages jugés subversifs par la chrétienté était interdite, et peu de place était laissée aux connaissances étrangères ou à l'expérimentation scientifique. En 1309, le pape Clément V dressa ainsi la liste des auteurs à étudier au sein de la faculté de médecine de Montpellier (32).

Toutefois certains praticiens comme Henri de Mondeville (1260-1320), chirurgien à la cour de France, n'hésitaient pas à essayer des traitements expérimentaux sur les plus démunis, car « s'il réussit mal, le chirurgien pourra s'excuser plus facilement ; au contraire, en cas de réussite, il pourra s'en servir d'exemple auprès des riches » [11](27).

Les écoles qui n'étaient pas patronnées par l'Église étaient placées sous la protection de rois, d'empereurs ou de cités. Elles faisaient souvent preuve de plus d'ouverture d'esprit que les universités disposant de lettres papales, avec une influence de la science judéo-arabe se propageant progressivement en Europe (26). Ces universités plus progressistes n'offraient cependant pas beaucoup plus d'occasions que celles dirigées par les institutions religieuses d'appliquer les théories vues en cours avant d'avoir étudié pendant au moins plusieurs années.

1.2.2.2. La difficulté d'obtenir un diplôme devenu obligatoire

Les frais d'inscription de ces écoles religieuses étaient en général plutôt élevés (28). Les chartes des écoles limitaient de plus le nombre d'élèves admissibles, et le célibat était obligatoire jusqu'en 1452 pour les candidats de la plupart des universités. On peut donc déjà observer les bases du *Numerus Clausus* des universités de médecine à notre époque, pour l'obtention d'un diplôme devenu indispensable pour exercer. Ainsi la législation parisienne du Moyen Âge classique statuait que personne n'était autorisé à pratiquer les métiers de chirurgien, médecin ou apothicaire s'il n'avait pas reçu la formation académique appropriée, au risque d'être condamné à payer une lourde amende ou à être excommunié (21).

Si des femmes furent acceptées au sein de quelques-unes de ces écoles de médecine à leurs balbutiements, elles furent ensuite la plupart du temps exclues des études de santé (9). Ainsi à Valences jusqu'en 1329, les candidats étaient accueillis sans distinction de genre ou de religion, mais après cette date les lois de la cité statuaient

---

[11] Alexandre-Bidon Danièle. *La santé au Moyen Âge*. Paris : Association des Amis de la tour Jean sans Peur, 2008. p. 13.

qu'« aucune femme ne pouvait pratiquer l'exercice de la médecine ou donner de potions, ou elle serait fouettée à travers la ville »[12]. On recense notamment des cas comme celui de Jacoba Félicie, dénoncée par l'Université de Paris et jugée en 1322 pour exercice illégal de la médecine (29).

D'autres professions médicales restaient toutefois encore ouvertes aux femmes, et les recherches de l'historienne Danielle Jacquart permirent ainsi d'identifier plus de quarante femmes matrones, sages-femmes, ventrières, mère-aleresses (cette multitude de noms pour désigner ces femmes compliquant encore la tâche de recensement (9)) et soixante-quatorze chirurgiennes, barbières, etc., en France entre les XIIIe et XVe siècles.

1.2.2.3. Les premières universités françaises

Montpellier, qui constituait à l'ère médiévale un carrefour culturel entre les mondes judéo-arabe ibérique et chrétien européen (22), assista à la fondation de son école de médecine en 1137. Elle devint en 1220 la première véritable université d'Europe avec l'accord du pape Honorius II.

Parmi ses *alumni*, certains s'illustrèrent tout particulièrement comme Guy de Chauliac et Henry de Mondeville au XIVe siècle en anatomie et chirurgie respectivement (26). Les cours de chirurgie restèrent longtemps inclus dans le cursus des étudiants en médecine, avant que ne se produise un schisme entre les deux professions.

À Paris, on compta dès 1150 diverses structures de taille modeste dispensant des enseignements médicaux comme les écoles de la cathédrale Notre-Dame ou de la Montagne Sainte-Geneviève. À partir de 1206, les médecins et chirurgiens furent formés au sein de l'Université de Paris, mais les femmes, guérisseurs, sages-femmes, barbiers (chargés d'effectuer des actes de petite chirurgie comme la saignée, ou la pose de ventouses et de pansements pour soigner tous les types de bosses et plaies ouvertes (43)) n'étaient pas autorisés à y étudier (9). Des travaux des plus éminents médecins antiques figuraient au programme, cependant certains textes furent parfois

[12] Green Monica Helen. *Women's healthcare in the medieval West: texts and contexts.* Aldershot (GB) Burlington (Vt.): Ashgate, 2000. (Variorum collected studies series), p. 53.

bannis du cursus universitaire pendant une plus ou moins longue période (comme ceux d'Aristote interdits de 1239 à 1255 par le pape Grégoire IX) (15).

Un étudiant ayant obtenu sa licence devait généralement pratiquer pendant deux ans auprès des plus démunis pour obtenir son doctorat et gagner le droit de s'appeler médecin (29). Des musées (comme celui d'Histoire de la médecine de l'Université de Paris) conservent aujourd'hui les sceaux professionnels de ces diplômés qu'ils utilisaient pour certifier de leur légitimité à pratiquer.

Il a fallu attendre 1272 pour que les facultés parisiennes de médecine et de chirurgie soient officiellement distinctes. Les professionnels commençaient alors à se réunir en guildes dont l'intégration dépendait de la validation de l'examen final universitaire, ce qui donnait plus de crédibilité aux membres de la confrérie (14). Les médecins devaient désormais jurer de ne pas pratiquer la chirurgie et développèrent un mépris pour les chirurgiens, dont ils étaient fréquemment chargés d'encadrer la pratique pour s'assurer qu'aucune intervention n'était pratiquée dans le simple but de gonfler les honoraires du praticien (27).

Les chirurgiens, reconnaissables à leur robe longue, étaient appelés pour les accouchements difficiles, pour soigner les traumatismes obstétricaux (44), ou encore pour pratiquer la section de cloisons obstruant les voies gynécologiques (par exemple en cas de présence d'un diaphragme vaginal ou hyménal) (45). Ils formèrent en 1268 leur propre confrérie (28), dont le collège de Saint Come devint le centre d'enseignement parisien, au sein duquel des femmes purent étudier. Certaines devinrent par la suite célèbres, comme maîtresse Hersend qui servait à la cour de Louis IX au XIIIe siècle (46).

Les chirurgiens regardèrent à leur tour de haut les barbiers (reconnus par l'université de médecine en 1437 (21) et les sages-femmes auprès desquelles ils apprenaient pourtant de nombreuses connaissances pratiques, mais qui, selon eux, mettaient trop de temps à les faire venir dans les situations obstétricales difficiles, diminuant ainsi les chances de survie des mères et de leurs bébés (44). Le *Prologue des croniques de France* comporte une image « en lostel de Pasquier » d'une telle situation plutôt mouvementée (Université de Paris, 1476.)

1.2.2.4. Les universités italiennes : l'école de Salerne

Les écoles italiennes jouèrent un rôle majeur jusqu'au XVIe siècle dans les progrès médicaux et accordaient une grande importance à la publication et à la diffusion de leurs recherches. Parmi ces institutions, certaines se distinguèrent tout particulièrement, comme l'école de Bologne, fondée vers 1180 et reconnue comme une université de tout premier ordre au XIIIe siècle en matière de dissections animales, ou encore l'école de Salerne.

Cette dernière était issue de la fusion entre les XIIe et XIIIe siècles de multiples structures d'enseignement réparties dans la ville dès 846 (24). Le médecin Gariopontus, qui déplorait l'absence de retranscription de la science médicale de son époque et la difficulté de la transmission du savoir, joua un rôle majeur dans la compilation des données de ces multiples sources afin de créer les bases d'un corpus salernitain (48).

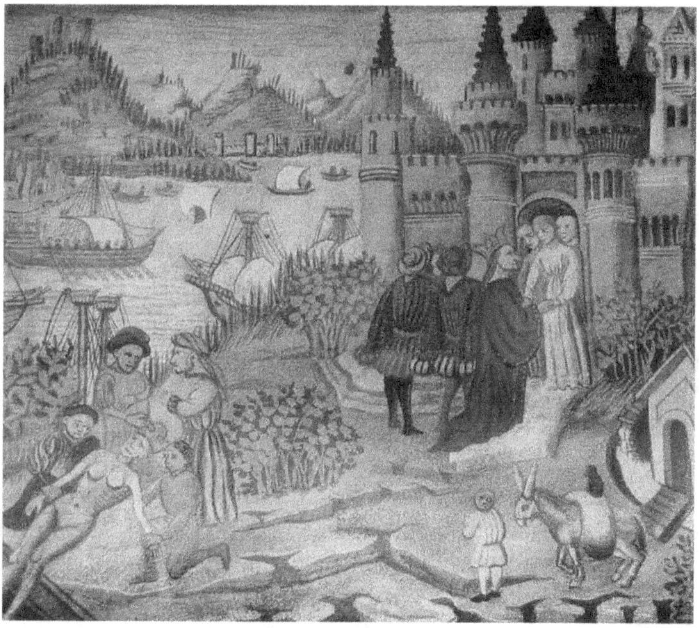

Figure 1 : Avicenne, Miniature de l'école de Salerne, le *Canon* d'Avicenne, XIe siècle (49)

Cette école fut protégée par l'Église et par la royauté : Alfanus, archevêque de Salerne au milieu du XIe siècle, patronna l'avancée médicale de la région, ainsi que les travaux de traduction de manuscrits arabes entrepris au mont Cassino. En 1225, le dirigeant du Saint-Empire romain, Frédéric II, reconnut l'école de Salerne comme une institution d'état et lui octroya le droit de délivrer des diplômes de valeur universelle (26). Elle représenta une institution de premier ordre en Europe, avec la production d'un grand nombre d'écrits de référence, jusqu'au XIXe siècle, quand elle fut démantelée par Napoléon Bonaparte.

Cette école était dirigée par dix médecins passés maîtres dans leur art (26) et les étudiants étaient évalués via des enseignements s'appuyant sur la médecine antique gréco-romaine et égyptienne (15), mais aussi sur les connaissances arabes à partir du XIe siècle.

Les élèves étaient introduits à l'étude de la théorie, de la sémantique et des prescriptions grâce aux débuts de la retranscription systématique des ordonnances délivrées par les médecins. Ils suivaient les enseignements de l'école pendant cinq à sept ans avec, à partir du XIe siècle, un apprentissage pratique auprès des médecins séniors sur le terrain s'ajoutant à leur théorie (16). Ils apprenaient également à soigner les plaies et à pratiquer les saignées auprès des barbiers de la ville. Pour être diplômés à l'issue de cette formation, les étudiants devaient être âgés de plus de vingt-et-un ans et avoir prêté serment de fidélité à la population, en promettant de ne pas se faire rémunérer par les patients pauvres et de ne pas accepter d'avantages des apothicaires.

Il n'existait pas de restrictions particulières concernant le genre, la nationalité d'origine ou la religion des candidats. Des voyageurs issus des quatre coins de l'Europe venaient étudier la médecine à Salerne, apportant avec eux leur culture et de nouvelles connaissances médicales (22).

Une fois « diplômés » (aucun certificat officiel n'ayant été délivré avant 1225), les nouveaux médecins bénéficiaient d'un statut économique et social très avantageux. Les praticiens formés à Salerne étaient reconnus internationalement, et bon nombre d'entre eux quittaient l'Italie pour exercer à des milliers de kilomètres, propageant le savoir salernitain au reste du continent et au-delà (48).

On compte parmi les rangs de cette institution des personnages comme Trotula (Dame Trot, Trota, *Maestra Trotula*, *sapiens matrona, mulier sapientissima* (28)), une femme médecin et chirurgienne ayant prétendument dirigé le département de gynécologie-obstétrique de l'école au XIe siècle, et présentée par certains auteurs comme la meilleure des sages-femmes (21). On lui attribue librement un certain nombre de publications, dont *Regimen Sanitatis*, un recueil populaire de règles hygiéno-diététiques, et au moins une partie des textes du corpus communément appelé *Trotula*, publié et diffusé vers la fin du XIIe siècle en latin, qui rassemblait l'ensemble des connaissances sur les maladies féminines de l'époque (9).

Ce corpus est composé de trois parties : *Liber de sinthomatibus mulierum* (*Livre sur la Condition des Femmes*, rassemblant un grand nombre de théories gréco-romaines antiques), *De curis mulierum* (*Du Traitement des Femmes*) et *De ornatu mulierum* (*Soins Cosmétiques pour les Femmes)*, qui tient plus du livre de recettes de beauté que du document médical, avec des recettes destinées aux femmes pour s'embellir (50).

De forts doutes subsistent cependant sur l'existence de cette femme médecin, et le corpus dit *Trotula* serait plus vraisemblablement le fruit du travail d'au minimum trois auteurs différents. *Livre sur la Condition des Femmes* compte en effet plusieurs descriptions de techniques d'accouchement décrites par le médecin Rhazès au IXe siècle, et *Soins Cosmétiques pour les Femmes* décrit de nombreuses recettes issues de plusieurs régions du Moyen-Orient (51).

Des encyclopédies basées sur le modèle arabe furent également publiées à Salerne, avec une description développée et ordonnée de maladies et remèdes classés selon la partie du corps affectée, en particulier dans le domaine de la gynécologie-obstétrique. Le *Circa instans* (un catalogue de composants pharmaceutiques végétaux, minéraux ou animaux), et l'*Antidotarium nicholai* (codex de recettes médicales) figuraient entre autres parmi les ouvrages les plus traduits et diffusés dans l'Europe médiévale. Le médecin salernitain Matthieu Plaetarius (XIIe siècle) fut également l'auteur d'un certain nombre de publications, dont une liste complète des simples utilisées dans cette école entre les Xe et XIIe siècles (48).

Toutefois malgré ses recherches, l'école de Salerne n'était pas infaillible, et de nombreux remèdes aux composants parfois dangereux furent longtemps administrés (ciguë, fientes animales, etc.) (9).

1.3. Remèdes

1.3.1. De l'utilisation des « simples » au haut Moyen Âge…

Peu de recettes de remèdes du début du Moyen Âge nous sont parvenues, puisqu'elles ont été victimes, comme le reste des sources de l'époque, de retranscriptions et réinterprétations des copistes successifs. De plus, la population générale étant dans son immense majorité illettrée, on ne dispose pas de traces des remèdes ayant alors pu figurer dans la pharmacopée quotidienne des gens du peuple.

Dans l'ensemble, les recettes du haut Moyen Âge connues à notre époque étaient composées de « simples », c'est-à-dire de plantes initialement utilisées seules, qui ont ensuite été progressivement alliées à d'autres composants minéraux, animaux ou végétaux, et administrées conjointement à des prières.

Un certain nombre de ces espèces végétales portaient des noms faisant référence au Christ et à leur fonction, comme « l'œil de Christ » (une espèce de sauge) censée pouvoir éclaircir la vue (27) ; toutefois leurs noms et descriptions avaient tendance à beaucoup varier selon les auteurs, les pays et les époques ce qui rend difficile l'identification de ces ingrédients de nos jours (22).

1.3.2. …aux recettes plus complexes les siècles suivants

Au cours du Moyen Âge classique, les recettes ancestrales souvent composées d'un seul ingrédient étaient toujours utilisées. Par exemple, Hildegarde de Bingen (1098 à 1179, médecin et abbesse bénédictine allemande), recommandait la consommation des légumes verts en prévention ou traitement des maladies.

Les recettes se complexifièrent progressivement, avec des listes d'ingrédients de plus en plus longues de végétaux, minéraux ou produits d'animaux, et d'autant d'adjuvants (liants, adoucissants, émollients, etc.). Certaines préparations comptaient ainsi des dizaines d'éléments comme l'eau-de-vie d'Albert le Grand (un frère dominicain et chimiste allemand du XIIe siècle) censée soigner tous les maux.

D'autre part, les auteurs remettaient de plus en plus en question l'utilisation de certaines plantes et dosages prescrits par les médecins antiques. Cependant, si la science médiévale comprenait le risque que pouvait représenter l'utilisation d'ordonnances datées de plusieurs siècles, cette prudence découlait manifestement plus de la théorie que le corps humain au Moyen Âge était devenu moins résistant qu'à la période antique (22).

1.3.3. Préparations

Les descriptions de ces ingrédients étaient souvent accompagnées de notes sur la façon de les récolter (période la plus propice, rituels de purification à pratiquer, etc.), de les préparer (un grand nombre pouvaient être incorporés à des plats culinaires et devaient donc être compatibles avec les autres ingrédients), la manière de les choisir selon la période de l'année, les symptômes de la personne et ses qualités primaires (selon la théorie des humeurs héritée d'Hippocrate, à savoir le sang, le phlegme, les biles noire et jaune) (11).

Ces « remèdes » étaient parfois simplement faits pour être portés autour du cou, et étaient souvent basés sur des principes d'analogie (*similia similibus curantur*, « les semblables soignent les semblables » (10)), ou au contraire en utilisant des remèdes opposés au mal (remèdes froids utilisés pour traiter les maladies dites de nature chaude, etc.) (27) comme pendant la période antique (23).

1.3.4. Adjuvants au Moyen Âge classique

Le vin était très souvent utilisé, car les eaux étaient rendues impropres à la consommation par les activités humaines. Un grand nombre d'auteurs vantaient de plus ses qualités comme antidote, digestif ou fortifiant (27).

Le beurre quant à lui passait pour guérir la toux et soigner les personnes asséchées par la maladie (22).

La farine servait à enrober les médicaments, voire à préparer ces derniers sous la forme de gâteaux. Le sucre et le miel étaient également vendus au prix de l'or, car on les disait capables de redonner des forces aux malades ou de faciliter le passage des médicaments. Avicenne décrivait entre autres la facilitation de la consommation d'un médicament par la patiente si le traitement avait meilleur goût.

De nombreux remèdes et composants restaient basés sur la théorie de l'analogie ou d'un pouvoir mystique attribué par un saint ou par une divinité païenne. Plaetarius a ainsi transmis plusieurs recettes contre les menstruations hémorragiques à base de jus de renouée des oiseaux (*Polygonum aviculare*, possédant effectivement des vertus hémostatiques (52)), de sucre et de vin, et associées à diverses prières : « herbe poligonia, fille du roi des jardins [...] veuille je te prie clore le flux de sang chez cette femme » (22)[13].

1.3.5. Commerce international et nouveaux ingrédients

À partir du IXe siècle grâce à l'expansion du commerce international, des ingrédients nouveaux et fascinants issus de pays lointains venaient s'ajouter à la pharmacopée européenne. Ils devinrent très populaires auprès des classes les plus aisées, mais, en raison de leur coût important, n'entrèrent pas (immédiatement) dans l'utilisation courante des milieux populaires qui devaient se contenter des remèdes plus communs (23).

Plaetarius décrivait ainsi en général deux versions pour ses recettes pharmacologiques : la version pour les riches à base d'ingrédients coûteux, et celle plus abordable pour le peuple, surtout composée de simples pouvant être cultivées localement.

Ces composants s'avéraient fréquemment dangereux (le plomb était utilisé dans de nombreuses recettes de beauté) et ils furent placés sous un certain nombre de régulations dès le IXe siècle. Des personnes sans scrupules n'hésitèrent toutefois pas à passer outre ces mesures, et prescrivaient pour des sommes faramineuses des recettes au dosage ou à la composition inadaptés, voire nocifs (53).

Une certaine fascination pour les pierres précieuses se développa à la même époque : le corail rouge était par exemple réputé pour arrêter les saignements en étant porté contre la peau et était donc très populaire au cours des accouchements (27).

---

13 Bilimoff Michèle. *Les remèdes du Moyen Âge*. Rennes : Éd. Ouest-France, 2011, p. 68.

1.3.6. Les apothicaires

Les rôles de médecin et d'apothicaire, souvent endossés en même temps par les soignants du clergé au haut Moyen Âge, se séparèrent graduellement au cours des siècles suivants. Ainsi à partir du XIVᵉ siècle les médecins laissèrent de plus en plus le soin à des apothicaires (alphabétisés et formés auprès d'un aîné expérimenté) de préparer les ordonnances prescrites (28).

Certains charlatans n'hésitèrent pas à se déclarer apothicaires sans avoir reçu la moindre formation et il fallut attendre des centaines d'années pour qu'une régulation de la formation et de la pratique soit clairement mise en place, et plus longtemps encore pour qu'une véritable école de pharmacie ne soit créée (22).

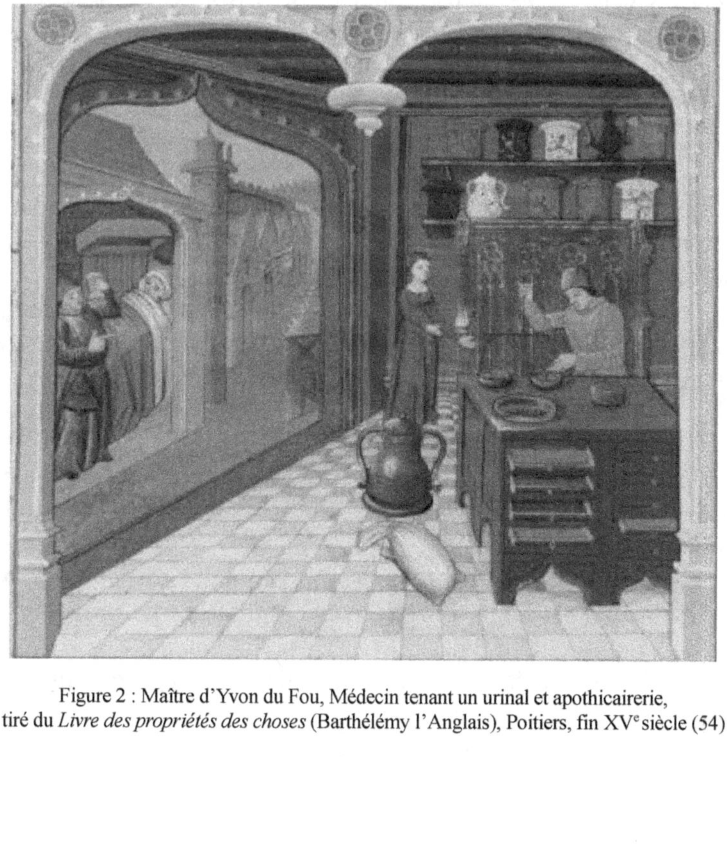

Figure 2 : Maître d'Yvon du Fou, Médecin tenant un urinal et apothicairerie, tiré du *Livre des propriétés des choses* (Barthélémy l'Anglais), Poitiers, fin XVᵉ siècle (54)

1.4. Influence de la médecine arabe

1.4.1. Un héritage de l'Antiquité gréco-romaine

Après la chute de l'Empire romain d'Occident, un certain nombre de textes grecs et latins antiques furent transportés jusque dans les pays du monde arabe. On considère ainsi que les médecins sarrasins ont permis de préserver une partie des connaissances de l'Antiquité de la destruction, notamment celle mise en place par les autorités chrétiennes en Europe comme mentionné précédemment (55).

Au sein des universités de médecine du Moyen-Orient, plus tournées vers la pratique empirique que celles d'Europe, ces données antiques occidentales furent traduites, étudiées et fusionnées avec des idées scientifiques musulmanes et juives, résultant en la création d'une nouvelle science gynécologique (28). Au XIe siècle, les soldats chrétiens partis en croisade au Moyen-Orient jouèrent un rôle majeur en rapportant en Europe ces connaissances et pratiques (15).

1.4.2. Traductions en Europe

Le monastère bénédictin du mont Cassino, situé au nord de Salerne, et un de ses membres en particulier, Constantin l'Africain, jouèrent dès le XIe siècle un rôle capital dans la traduction de ces ouvrages de l'arabe vers le latin, dont certains inspirèrent fortement les médecins de Salerne. Le *Livre sur la Condition des Femmes* aurait par exemple été inspiré par les travaux du médecin Abu Ja'far Ahmad (IXe – Xe siècles) (48).

D'autres auteurs comme Gérard de Cremona à Tolède au XIIe siècle s'attelèrent également à traduire les travaux scientifiques arabes et à les rendre accessibles à la compréhension du public européen (26).

Ces connaissances furent longtemps dénigrées par les autorités chrétiennes, mais furent progressivement inscrites au programme des universités européennes (16). Elles permirent la création d'une philosophie scolastique visant à concilier l'héritage des maîtres antiques et la théologie chrétienne, ainsi que l'évolution majeure de la médecine et de la chirurgie occidentales (9).

Toutefois, la plupart de ces ouvrages arabes ne comptaient pas d'illustrations, la religion musulmane interdisant les représentations du corps humain. Si quelques auteurs enfreignaient cette règle, leurs schémas médicaux étaient bien souvent peu réalistes : Abu Al-Qasim (chirurgien arabe de la fin du Xème siècle) représentait la naissance de jumeaux avec l'expulsion simultanée des têtes des deux enfants (21).

1.5. La dissection

1.5.1. Les dissections antiques et animales à l'origine de nombreuses erreurs

Avant le XIIIe siècle, les seules dissections autorisées dans la chrétienté étaient celles d'animaux (le plus souvent des cochons), avec une transposition libre des observations au corps humain.

Cette absence d'observations anatomiques humaines a mené à des idées fausses ayant persisté pendant des siècles, en particulier en ce qui concerne l'anatomie des femmes et l'organisation de leur système reproductif. On pensait alors que l'utérus était le centre régulateur des humeurs et des organes féminins, contrairement aux hommes pour lesquels il s'agissait du cœur (53). Les travaux de dissection de Galien (129-201) comme *De Spermate*, ceux de l'école d'Alexandrie (Erasistrate aux IVe-IIIe siècles av. J.-C.) ou des études menées sur des truies (*Anatomia porci* en 1080 ou *Anatomia Nicolai physici* au XIIe siècle) établirent ainsi que le corps utérin était composé de sept niches indépendantes les unes des autres. À la période antique, d'autres représentations estimaient même ce nombre de logettes utérines au nombre de neuf, voire plus. Ainsi on trouve au musée du Louvre un ex-voto anatomique en terre cuite représentant un utérus, de la période étrusque (VIIIème-IIIème siècle avant J.C).

Le côté gauche étant toujours associé à la féminité (et en général au mal), les trois compartiments de ce côté étaient censés accueillir le développement des fœtus féminins, car le sang l'irriguant était de moindre qualité que dans les trois compartiments du côté droit où les fœtus masculins se développaient. Les hermaphrodites, quant à eux, se développaient dans la logette du milieu (32).

Ces acteurs antiques identifièrent les ovaires (alors appelés testicules des femmes, car semblables à celles des hommes, mais localisées à l'intérieur de l'abdomen en raison de la nature plus froide des femmes (57)), et leur rôle dans la synthèse du « sperme » féminin (15).

1.5.2. Des occasions privilégiées d'observer souvent manquées

1.5.2.1. Les barbiers

Avant même la légalisation de la dissection de corps humains, les barbiers jouissaient d'une position privilégiée puisqu'ils bénéficiaient de plus d'occasions d'observer l'intérieur des corps humains grâce aux plaies ouvertes (sur les champs de bataille, etc.). Mais si certains comme Lanfranc de Milan (1250-1306) publièrent des traités de chirurgie (21), cette confrérie dans son ensemble était le plus souvent analphabète, et il existe très peu de traces écrites au sujet de leur pratique datant de l'ère médiévale.

Vers la même époque, ces « bas » chirurgiens (identifiables sur les dessins de l'époque par leur robe courte et leur couteau fin) commençaient à être appelés par les autorités juridiques pour les autopsies (42).

1.5.2.2. L'embaumement

Il s'agissait d'une pratique funéraire relativement répandue du IIe au XIIIe siècle, particulièrement en Italie et dans le sud de la France. Si pendant des siècles, la plupart des défunts pouvant en bénéficier furent des saints (putatifs) et des papes, ce rite s'étendit aux classes aisées de la société vers le Moyen Âge classique.

L'embaumement consistait à effectuer un certain nombre de démarches visant à préserver un corps de la décomposition, ce qui impliquait pendant longtemps le prélèvement des organes internes qui pouvaient, eux-mêmes, être embaumés pour être préservés afin d'en faire des reliques. Il aurait pu constituer une précieuse occasion d'étudier et représenter l'intérieur du corps humain, que la plupart des opérateurs ne surent cependant pas saisir, à quelques exceptions près : Berengario Da Carpi avait réussi à faire des observations significatives sur l'appareil cardio-respiratoire (58).

De nouvelles idées sur le corps féminin furent également théorisées : des ouvrages des XIVe - XVe siècles décrivaient ainsi de (soi-disant) signes externes de la virginité, de la stérilité ou de la fertilité féminines, comme la forme du corps, la couleur du visage, la froideur des extrémités après un rapport sexuel, etc. (53).

1.5.3. Les premières dissections humaines au Moyen Âge classique

Taddeo Alderotti, médecin italien du XIIIe siècle, déplorait que les médecins de son époque n'aient la plupart du temps jamais pu disséquer de corps humain, sans parler de ceux de femmes enceintes. Ainsi, il est sans doute un des premiers à avoir organisé des dissections humaines dans le but de répondre à des questions médicales, particulièrement autour de la reproduction, comme déterminer les facteurs influençant le genre d'un fœtus, rechercher des moyens de déterminer la paternité d'un bébé, les causes de stérilité et de mort maternelle en couches ou infantile qui atteignaient alors des taux critiques, etc. (58).

Mondino de Liuzzi' (1275-1326), élève de Taddeo Alderotti, publia le premier traité d'anatomie basé sur des dissections humaines de son époque, et recommandait de pratiquer de nombreuses dissections, en particulier sur des bébés avortés, mort-nés et sur des femmes. Ses travaux ne lui permirent cependant pas de réfuter la théorie selon laquelle la matrice humaine était divisée en sept logettes (16). Concernant cette dernière théorie, Albert le Grand allait jusqu'à théoriser à la même époque que la matrice était divisée en vingt compartiments, qui, selon lui, pouvaient toutes contenir simultanément un embryon viable en développement (32).

Les premières dissections humaines mentionnées dans la littérature à l'époque médiévale ont donc été réalisées en Italie sur des femmes, avec un intérêt particulier porté à leur utérus (48). L'absence de retranscription systématique des soins et expériences de recherche par les scientifiques de l'époque peut toutefois laisser penser que certaines dissections illégales ont eu lieu avant le XIIIe siècle sans être relatées par écrit (15).

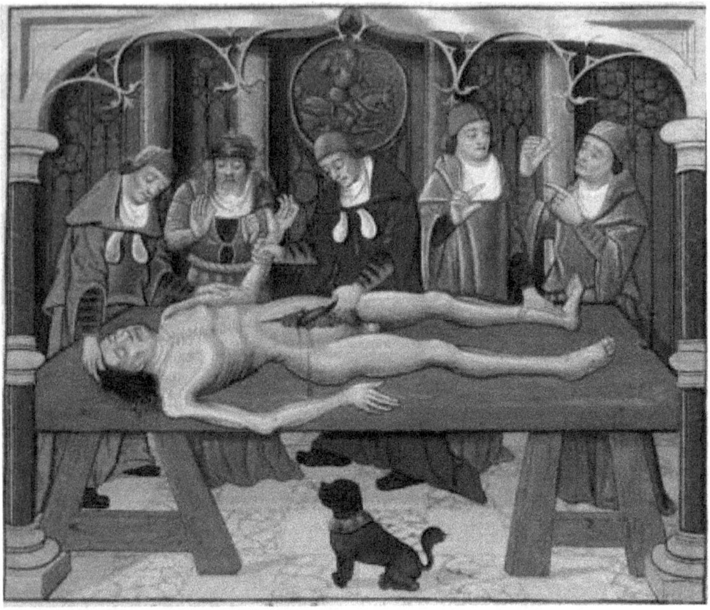

Figure 3, Maître d'Yvon du Fou, début d'une dissection, tiré de *Livre des propriétés des choses* (Barthélemy l'Anglais), fin XVᵉ siècle (54)

1.5.4. Provenance de corps rares et endommagés

Les premiers corps dont on recense la dissection étaient ceux de condamnés à mort, car on prétendait que ce sacrifice de leur dépouille à la médecine leur permettrait d'éviter l'enfer, tandis que les citoyens innocents n'étaient pas éligibles puisque leur dépouille n'aurait plus été en assez bon état pour des obsèques correctes. Le nombre de dépouilles de femmes était très limité, avec a priori aucune gestante (les femmes enceintes n'étaient en général exécutées qu'après avoir accouché). Les médecins devaient donc se contenter de disséquer des corps de bébés avortés, mort-nés, de femmes adultes non enceintes ou de femelles animales pleines (53).

À ce problème s'ajoutait également la détérioration importante de la plupart des sujets après leur exécution via des méthodes particulièrement violentes. Pour pallier ce problème, des représentants des écoles de médecine et de chirurgie plaidèrent auprès des autorités locales afin de commuer des peines des condamnés, en échangeant des modes d'exécution endommageant fortement les dépouilles comme le bûcher ou l'écartèlement pour d'autres ne les abîmant pas autant, comme la pendaison, pour le bien de la population et de la science (21). Certains médecins allaient même jusqu'à profaner des tombes pour pratiquer des dissections illégales sur des corps en meilleur état (58).

1.5.5 Au sein des universités

Les dissections furent de plus en plus pratiquées au sein des universités, notamment à Montpellier dès 1376, et à Paris à partir de 1407 (28), ou à Cordoue, Bologne ou Florence. Ces universités étaient censées organiser au moins une dissection d'un individu de chaque sexe par promotion d'étudiants et par an. Ces quotas peinaient cependant à être remplis avec des corps en suffisamment bon état (53).

Dans sa *Grande Chirurgie*, Guy de Chauliac décrivait ainsi le déroulé classique d'une dissection publique, et insistait particulièrement sur l'importance d'effectuer des pauses entre chaque étape afin de donner une description orale de l'appareil étudié (dans l'ordre, digestif, veineux, cardiaque, artériel, cérébral et nerveux) (21).

1.5.6. Le point de vue de l'Église

Les autorités religieuses étaient plutôt en faveur de ces dissections. Le pape Frédéric II en 1230 recommandait d'étudier le plus possible l'anatomie, et le pape Clément VI l'encouragea également pour découvrir des explications à l'épidémie de peste noire de 1347 (59).

Cependant la bulle papale de Boniface VIII en 1299 interdisant la décarnisation (pratique funéraire consistant à démembrer les dépouilles et à en détacher la chair des os pour les transporter plus facilement jusqu'à un lieu de sépulture éloigné) fut mal interprétée, et les historiens pensèrent longtemps que l'Église chrétienne s'opposait à l'ensemble des pratiques menaçant l'intégrité des corps humains (53).

1.5.7. Les débuts de la médecine médico-légale en Europe

À partir du XVe siècle, on assista à une explosion du nombre de demandes d'autopsie des défunts par leurs proches pour découvrir la cause de la mort. Dans le cas de morts fortunés, plusieurs médecins avaient en général été appelés à poser des diagnostics variés, et l'autopsie constituait un moyen de déterminer lequel de ces soignants avait raison. Antonio Paolo di Benivieni relatait ainsi dans ses journaux à la fin du XVe siècle que 90 % des dissections auxquelles il avait assisté étaient effectuées à la suite de la demande de proches du défunt.

Cette augmentation des demandes constitua une excellente occasion pour les professionnels de santé de disséquer des corps de personnes décédées de causes naturelles (par opposition aux exécutions), mais surtout de pouvoir étudier les dépouilles de bébés et de femmes enceintes. Ces autopsies avaient toutefois lieu dans le cadre privé et ne permettaient pas de répondre à toutes les questions puisqu'une certaine intégrité du corps devait être maintenue pour permettre des obsèques en bonne et due forme (44).

1.5.8. Progrès en anatomie

1.5.8.1. Au Moyen Âge classique

Cette période ne fut pas marquée par des progrès phénoménaux en anatomie, malgré le nombre croissant de dissections humaines, de publications scientifiques et l'introduction de cours sur le sujet au cursus des universités de médecine (21). À partir du XIIe siècle, des encyclopédies d'anatomie furent publiées comme celles du médecin Barthélémy l'Anglais (*De proprietatibus rerum*), du dominicain Vincent de Beauvais (*Speculum naturale*) ou du philosophe anglais Alexandre Neckham (*De naturis rerum*). Elles décrivaient l'anatomie et la physiologie des femmes, la grossesse et la procréation (9). Ces travaux continuaient toutefois de perpétuer des idées erronées : l'Anglais et de Beauvais étaient encore convaincus que l'utérus était divisé en sept parties (32).

Mais les ouvrages anatomiques étaient très coûteux à (re)produire, à cause des illustrations en particulier. La plupart des traités d'anatomie de l'époque ne comptaient ainsi que peu de dessins illustrant le texte. Henri de Mondeville, qui s'intéressa particulièrement à l'anatomie des organes reproducteurs, utilisa au cours de sa vie un total treize représentations différentes issues de dissections pour appuyer ses leçons d'anatomie (32).

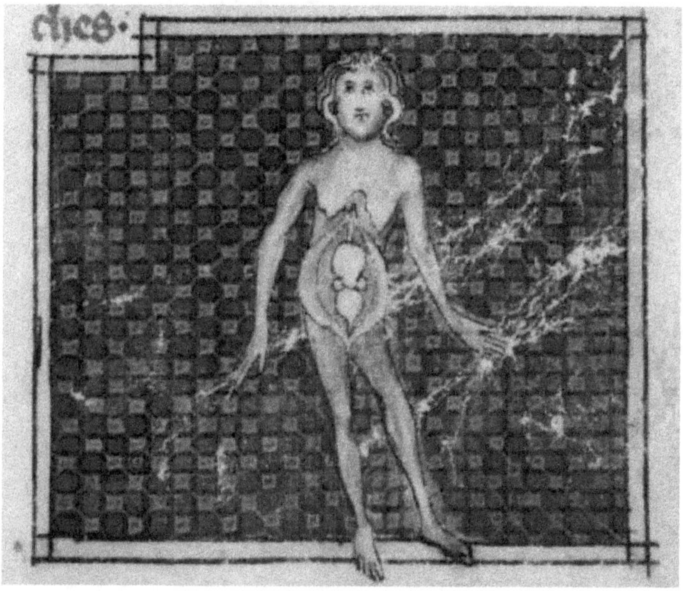

Figure 4 : Henri de Mondeville, Figure d'anatomie féminine, tirée de *Chirurgie*, vers 1330 (60)

Les illustrations jointes aux descriptions anatomiques étaient de plus très souvent incohérentes, en particulier après des traductions à répétition, le nom des différentes structures étant régulièrement changé pour décrire leur rôle et leurs interactions avec les autres organes par rapport à la version précédente (21). De Mondeville considérait par exemple que le clitoris était l'abouchement de l'urètre chez les femmes (45).

1.5.8.2. Au bas Moyen Âge

On nota une progressive augmentation du nombre de représentations visuelles (dessins, sculptures, etc.) de séances de dissections et de l'anatomie humaine (15), notamment dans le corpus de textes *Fasciculus de medicina*, attribué au médecin allemand Johannes de

Ketham et publié à partir de 1491, et qui comprenait notamment une des premières représentations internes du corps féminin observé au cours d'une dissection.

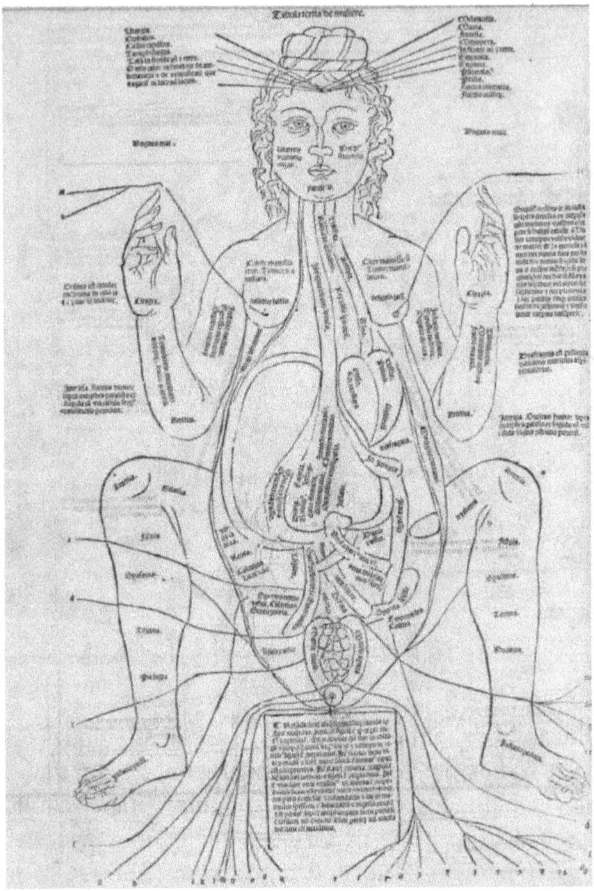

Figure 5 : Johann von Ketham, *Tabula tertia de muliere*, tiré de *Fasciculo di medicina*, Venise, 1493 (61)

De nombreux scientifiques et artistes s'inspirèrent de cet ouvrage, dont Léonard de Vinci qui fut considéré par beaucoup comme un des fondateurs de la science anatomique (53). Ce dernier dessina d'ailleurs à lui seul plusieurs centaines de planches anatomiques. Toutefois, celles représentant le système reproductif féminin étaient parmi ses plus mauvaises, et très éloignées de la réalité avec une forte influence des connaissances antiques représentative de l'imaginaire collectif de la fin du Moyen Âge. En effet, si les dessins de fœtus de de Vinci étaient plutôt réalistes avec notamment une juste représentation de la position fœtale, le savant croyait (et dessinait) que trois membranes entouraient l'enfant au lieu de deux, ses placentas ressemblaient plus à celui d'animaux qu'à ceux de l'espèce humaine, et il représentait des vaisseaux reliant directement l'utérus et les seins selon la théorie galénique. Léonard de Vinci a dessiné une telle image dans sa *Tabula anatomica e bibliotheca augustissimi Magnae Britanniae Hannoveraeque regis depromta, venerem obversam e legibus naturae hominibus solam convenire, ostendens.*

On peut donc observer que, contrairement à des croyances populaires, le début de la Renaissance ne fut pas immédiatement marqué par un recul majeur des traditions chrétiennes (et de leur influence antique), du moins dans le domaine de la dissection, et fut au contraire influencé par une réintroduction massive des textes médicaux grecs et latins souvent erronés (16).

2. Les sages-femmes dans la chrétienté médiévale

2.1. Des qualificatifs multiples au fil des siècles

Malgré la place indéniable des sages-femmes au sein de la société de la Grèce antique comme le montrent les nombreuses références à ces praticiennes dans les œuvres d'Hippocrate ou de Soranos d'Éphèse (13), il existe très peu de représentations et de récits autour du domaine de la gynécologie-obstétrique au haut Moyen Âge puisqu'elles étaient le plus souvent analphabètes (21). La plupart des ressources de leur pratique dont on dispose sur cette période n'ont ainsi pas été écrites avant le milieu du XIIIe siècle (63).

On les appelait « ventrières », « bonnes femmes », « matrones », « miresses », « guérisseuses » ou encore « meraleresses », car, selon Simon de Hesdin , religieux français de l'ordre de Saint-Jean-de-Jérusalem à la fin du XVe siècle, « sage-femme à Paris est dite la femme qui reçoit les enfants , quand les femmes travaillent , et en notre pays on la nomme mère aleresse , pour ce qu'elle va partout de maison en maison »[14]. Selon le dictionnaire de Bloch et Wartburg au XXe siècle, ce dernier terme aurait également pu être issu du terme latin *alitrix* [15](nourrice, celle qui nourrit) (64). Cette théorie est corroborée par le double sens du terme meraleresse qui était utilisé jusqu'à la fin du Moyen Âge pour désigner aussi bien les professionnelles de l'accouchement que les femmes chargées de nourrir et soigner les enfants dans les orphelinats.

Peu importe leur qualificatif, à cette époque ces femmes n'avaient en général reçu aucune formation officielle et se reposaient souvent sur le pouvoir de la prière ou d'amulettes (63). La multitude de noms pour désigner ces femmes, sans se soucier de leur niveau de formation ou d'expérience, complique encore le travail des historiens. Le

---

[14] Pilorget J. *Comment meraleresse se doit contenir en ladite science, Le statut de sage-femme à Amiens à la fin du Moyen Âge*. In : Dion L, Gargam A, Grande N, Henneau MÉ, éditeurs. Enfanter dans la France d'Ancien Régime, p. 19.

[15] Bloch Oscar. *Dictionnaire étymologique de la langue française*. 3e édition. Paris : Presses universitaires de France, 2008, xxxiv+682 (Quadrige Dicos poche), p. 569.

terme « sage-femme » n'aurait en réalité pas été cité dans les sources écrites avant le XIIIe siècle (en 1212 selon le dictionnaire de Bloch et Wartburg[16] (64)), et il n'est pas entré dans le langage courant avant le XIVe siècle (13).

Des études furent réalisées dans le but de retrouver ces femmes, notamment par C. H. Talbot pour établir une liste de soignantes en Grande-Bretagne entre les VIIIe et XVIe siècles. Cependant le manque de données écrites n'a permis de lister nominativement que huit femmes, dont une sage-femme, une chirurgienne et six autres guérisseuses (29).

On pense de plus que les « sages-femmes » (c'est-à-dire les femmes ayant été correctement formées et évaluées avant de pratiquer, par opposition avec les ventrières, mères-aleresses, etc. officiant à la campagne sans aucun encadrement) et les médecins n'ont que très peu pratiqué au sein des campagnes (13). Annie Saunier estimait par exemple qu'au XVe siècle la moyenne européenne était d'une praticienne par centaine d'habitants (32).

Si on trouvait également des soignants masculins (médecins, barbiers, et autres guérisseurs), le domaine de l'accouchement resta le plus souvent l'affaire des femmes au début de l'ère médiévale (29).

2.2. Au haut Moyen Âge

2.2.1. Place des sages-femmes au sein de leur communauté

Les matrones locales devaient être acceptées par le reste de la population féminine. Le prêtre de la paroisse s'assurait quant à lui de leur capacité à baptiser en urgence, se souciant peu de leurs compétences et connaissances dans les soins à apporter aux femmes et enfants. Ces praticiennes juraient alors de rester fidèles à l'Église et de rapporter les naissances, les fausses couches ou les pratiques de régulations de naissances à leur prêtre local, en particulier dans le cas de relations extra-conjugales.

[16] Bloch Oscar. *Dictionnaire étymologique de la langue française*. 3e édition. Paris : Presses universitaires de France, 2008, xxxiv+682 (Quadrige Dicos poche), p569.

Elles se retrouvaient donc souvent déchirées entre leur vocation d'aider les femmes et leur serment à la foi chrétienne. En effet, en protégeant les secrets des premières, les matrones risquaient d'être très sévèrement punies par les autorités religieuses ; mais si elles restaient fidèles à l'Église, leurs patientes pouvaient être tentées de les dénoncer comme sorcières et avorteuses pour éviter que les praticiennes ne révèlent leurs secrets et péchés (35).

Ainsi, si les professions dans le domaine de la santé (guérisseuses, barbières, matrones, etc.) constituèrent pendant des centaines d'années la majorité des professions à responsabilité accessibles aux femmes, elles étaient souvent évitées par peur d'accusations diverses (21).

2.2.2. Un héritage séculaire transmis oralement

Une certaine connaissance en obstétrique et en remèdes à base de plantes était souvent transmise de génération en génération au sein de la communauté féminine (21). Ainsi les femmes qui héritaient d'un savoir transmis oralement au sein de leur communauté ou de leur famille (avec une grande part des connaissances perdue à cause de l'absence de retranscription), ou qui avaient simplement déjà accouché plusieurs fois elles-mêmes (les « bonnes mères » (65)), assistaient leurs voisines et leurs proches dans leurs couches (14).

En général, une matrone ne pouvait pratiquer qu'après avoir elle-même eu des enfants, car dans la croyance populaire de l'époque, avoir eu soi-même plusieurs enfants permettait de comprendre les peurs et signes (cris, pleurs ou regards) d'une autre femme en train d'accoucher. Une nullipare n'aurait très probablement jamais été acceptée par les parturientes de cette époque, mais elle pouvait cependant apprendre auprès d'une matrone expérimentée, en général sa mère, en attendant d'avoir elle-même accouché et de pouvoir pratiquer. Les matrones ne devaient de plus pas avoir d'enfants en bas âge, afin de pouvoir se déplacer rapidement quand on les appelait (65).

Ce genre de « sage-femme » était donc bien loin de l'idéal de la praticienne instruite dans l'art et la théorie de son domaine, travailleuse, discrète, sensible, propre, expérimentée et résistante décrite notamment par Soranos d'Éphèse et respectée dans la Grèce antique (20).

Les femmes de la noblesse ou de la bourgeoisie apprenaient quant à elles parfois un peu de médecine et de chirurgie générales pour prendre soin de leur maisonnée (au travers de livres si elles étaient alphabétisées, ou en apprenant auprès d'un mari pratiquant une profession en santé), et apporter leur aide dans les hospices et autres institutions de charité (21). Des femmes puissantes choisirent ainsi d'embrasser des professions médicales, comme Yolande d'Aragon, belle-mère de Charles VII, qui fut une des sages-femmes ayant certifié de la virginité de Jeanne d'Arc.

2.3. Au Moyen Âge classique, les médecins supplantent les (sages-)femmes dans le suivi de la santé génésique

2.3.1. Des lois réduisant l'indépendance des sages-femmes

Aux XIIe-XIIIe siècles, les lois françaises et anglaises se montrèrent de plus en plus intrusives dans le domaine de la gynécologie-obstétrique. Avant cette période, si des textes religieux ou de fiction faisaient référence aux sages-femmes, elles étaient le plus souvent absentes des textes médicaux ou législatifs. Leur présence croissante dans la littérature du Moyen Âge classique peut être imputée à une bureaucratisation et à une meilleure organisation des institutions religieuses de l'époque, puisque ces dernières ont joué un rôle majeur dans la régulation de la pratique de ces praticiennes (13).

Les soignants masculins comprirent vers la même période que s'approprier la pratique de la santé génésique, si bien rentabilisée, pourrait s'avérer intéressant financièrement, et ils s'attribuèrent progressivement une place et un pouvoir croissants dans la chambre de l'accouchée et sur les fonctions reproductrices féminines pour les siècles à venir (58).

Ils n'hésitèrent pas à voler des patientes, soins et sources de revenus aux sages-femmes, jusque-là relativement indépendantes dans leur pratique (21).

Toutefois, la majorité des données dont nous disposons aujourd'hui quant à cette réduction de l'indépendance des femmes soignantes concerne les milieux urbains. En effet, si les lois donnent une idée du climat social, politique et religieux de l'époque, on ne peut certifier qu'elles aient toujours été appliquées à la lettre dans les campagnes où les médecins étaient plus rares. Ces lois variaient de plus énormément entre les différentes régions et fiefs : dans la plupart des cas il n'existait pas de loi encadrant clairement la présence des hommes au moment des naissances, mais dans d'autres, comme dans l'actuelle région de la Somme, des décrets comme le concile de Pierre de Fontaines (juriste français au XIIIe siècle au service de Louis IX) interdisaient explicitement l'intervention masculine au cours des accouchements (42).

Malgré une diminution croissante de l'indépendance des sages-femmes dans leur pratique, leur champ de compétences s'est élargi à la fin du Moyen Âge classique, avec notamment l'appel à leur expertise dans des affaires criminelles comme les viols. Les Coutumiers de Normandie au début du XIIIe siècle statuaient notamment qu'il fallait que « la fille et ses blessures soient examinées par des femmes respectables et des matrones fiables sachant reconnaître les signes d'un viol » [17] (66).

Ainsi si certaines zones rurales n'ont probablement pas eu de sages-femmes attitrées jusqu'au XVe siècle et que faire appel à leurs services n'était pas à la portée de toutes les bourses, on a retrouvé dans les sources du Moyen Âge classique de plus en plus de récits de naissances assistées par des sages-femmes plutôt que par des commères et autres femmes sans formation. À Paris à partir du XIIIe siècle, les praticiennes avaient notamment la réputation d'être plus douées que leurs consœurs de province, et des personnes fortunées des quatre coins du pays n'hésitaient pas à les faire venir jusque dans leurs provinces reculées en échange d'une rémunération très généreuse (44).

[17] Fournier P. *Coutumiers de Normandie..., première partie : Le Très ancien Coutumier de Normandie.* Texte latin, par Ernest-Joseph Tardif. Vol. 43, Bibliothèque de l'École des chartes. PERSÉE : Université de Lyon, CNRS & ENS de Lyon, 1882, p. 40-60.

2.3.2. La peur de mourir d'avoir soigné

Les connaissances médicales des sages-femmes étaient souvent opposées à celles de l'Église. Ces femmes représentaient donc une menace à la doctrine chrétienne, et étaient fréquemment accusées de sorcellerie, d'avoir obtenu leur savoir du Diable, etc. Si la mère ou le bébé décédaient ; si l'enfant naissait malade, faible ou déformé ; si la sage-femme tentait de soulager les douleurs de l'accouchement (allant à l'encontre de la volonté divine de voir les femmes enfanter dans la douleur) ; si la praticienne aidait les femmes à avorter, etc., elle risquait d'être poursuivie pour pratique de la magie noire. Certains médecins, avides de récupérer plus de patientes allèrent jusqu'à témoigner contre des sages-femmes dans des procès de sorcellerie qui conduisaient fréquemment à l'exécution des accusées (58).

Le XIIIe siècle fut ainsi marqué par une très forte augmentation du nombre de procès et d'exécutions de ces femmes (9). La crainte d'être condamnée à mort en aidant les patientes en dissuada probablement plus d'une de pratiquer des soins, voire de s'engager dans cette profession.

2.3.3. Une décrédibilisation du savoir des guérisseuses

Si le nombre d'universités de médecine en Europe augmenta fortement à partir du XIIIe siècle, les femmes étaient la plupart du temps exclues de ces institutions, que ce soit en tant qu'étudiantes ou comme auditrices libres (14). Les médecins diplômés de ces écoles manifestaient une volonté croissante de différencier leur propre savoir académique de celui empirique des femmes guérisseuses. Ce dernier, déduit des observations et expérimentations de nombreuses générations et transmis oralement n'était toutefois pas sans danger, et les erreurs de dosages entre autres n'étaient pas rares (58).

Des médecins n'hésitaient pas à dénigrer et décrédibiliser les sages-femmes (28), qui étaient de plus en plus vues comme des personnes illettrées, faisant plus de mal que de bien, voire mal intentionnées (21). À l'opposé, d'autres auteurs vantaient les talents de ces praticiennes, comme Barthélémy l'Anglais, qui écrivit plusieurs ouvrages sur les pratiques des ventrières de son époque, et qui définissait la sage-femme comme « une personne possédant l'art d'aider une femme en travail afin que la naissance se passe pour le mieux et que l'enfant ne soit pas en danger »[18](30).

2.3.4. Des soignantes décrédibilisées, mais encore nécessaires

Les sages-femmes restaient toutefois utiles au sein de leur communauté, et l'Église continuait de tenir des registres des praticiennes rattachées aux paroisses. Ces listes constituent d'ailleurs une des principales sources de données dont nous disposons sur cette profession au Moyen Âge classique, tout comme les comptes-rendus de procès de femmes ayant pratiqué illégalement l'obstétrique (notamment parce qu'elles n'avaient pas prêté serment à leur représentant local de l'Église chrétienne) (9).

Cependant, les connaissances requises pour la pratique de leur profession n'étaient encore que très rarement mentionnées dans les textes de l'époque. On peut de plus supposer que dans les agglomérations dépourvues de lieux de culte (particulièrement dans les milieux ruraux), les sages-femmes ont pu conserver un certain contrôle sur le suivi de la santé génésique et une certaine liberté dans leur pratique.

2.4. De véritables professionnelles au bas Moyen Âge

2.4.1. Des études de sage-femme mieux encadrées

À partir du bas Moyen Âge, les sages-femmes devaient être évaluées sur leurs connaissances avant d'être autorisées à pratiquer : la première mention de sages-femmes ayant passé un examen remonte à 1333, quand Mabille La Ventrière et Emeline Dieu-la-Voit furent interrogées par les représentants locaux de l'Église en leur commune de Saint-Martin-des-Champs en France. Le prêtre conservait donc un rôle dans la désignation des sages-femmes habilitées à exercer sur le domaine de sa paroisse, et certains évêchés commençaient même à participer à la formation des élèves (16).

[18] Barthélémy l'Anglais, *op. cit.*, livre 6, chapitre 10.

D'autres sources rapportent que des médecins pouvaient également être appelés à examiner les compétences des aspirantes sages-femmes comme dans l'Allemagne du XVe siècle (40).

À Paris, Dijon et Bruges à la même époque on retrouve des décrets traitant de la formation des étudiantes, de l'encadrement de leur examen de passage par les matrones jurées (alors au nombre de quatre à Paris) et des pensions versées à ces praticiennes (44). Il y était alors devenu obligatoire pour pouvoir pratiquer en toute légalité d'avoir suivi les enseignements d'une sage-femme expérimentée (très souvent une parente plus âgée de l'élève (46)) pendant en moyenne trois ans, et de fournir un certificat de bonne vie et de bonnes mœurs signé par leur curé (32).

Cependant malgré l'interdiction aux ventrières, mères aleresses et matrones d'instruire de nouvelles élèves, dans les campagnes bien souvent privées de sages-femmes de formation, ces guérisseuses continuaient de transmettre des connaissances non évaluées par les paires, fréquemment démodées et dangereuses comme l'usage de la succussion (pratique consistant à secouer la mère vigoureusement, voire la faire rebondir sur un drap agité par plusieurs aides pour faire sortir le bébé plus rapidement), de dosages arbitraires dans les remèdes, etc. (16). Ces transgressions étaient de plus facilitées par une distinction peu claire dans les textes de loi entre les sages-femmes formées et les autres guérisseuses. Il a fallu attendre le XVIIIe siècle pour que ces différentes praticiennes soient différenciées dans les textes, au moins au sein des grandes villes, ce qui rend presque impossible de faire une estimation fiable du nombre de guérisseuses non formées enfreignant la loi à l'époque (63).

Une fois « diplômées » (on retrouve peu ou pas de traces de licences officielles pour la pratique de l'obstétrique avant la Renaissance) (40), les sages-femmes pouvaient afficher à l'avant de leur maison une enseigne symbolisant leur profession comme une femme enceinte, un jeune enfant portant un cierge ou un berceau (28).

D'autres textes législatifs encadraient le nombre de praticiennes. Le concile de Cologne de 1310 et le synode de Meaux de 1365 requéraient entre autres la présence de sages-femmes formées à l'ondoiement au sein de chaque paroisse (13), et le synode de Paris de 1311 statuait que les sages-femmes formées ayant passé un entretien et prêté un serment auprès du prêtre local devaient être reportées sur les listes officielles pour servir rapidement leur communauté (9). On ne retrouve toutefois que peu de noms de ces femmes sur la période médiévale, et la plupart de celles qu'on connaît nominativement officiaient auprès de dames de haut rang au XIVe siècle, comme Jacquemette Peguilliote à la cour de Savoie, Jeanne La Gouttière qui assista la duchesse d'Orléans dans ses couches ou Asseline Alexandre, sage-femme de la duchesse de Bourgogne (44).

Le perfectionnement de l'imprimerie par Gutenberg permit aux femmes alphabétisées (et ayant les moyens d'acheter des livres) de compléter leur formation empirique et de perfectionner leurs connaissances (14). De plus en plus de sages-femmes apprenaient en effet à lire et écrire dans leur langue maternelle, comme le montre le nombre croissant d'ouvrages dédiés à leur pratique sur la fin du Moyen Âge, cependant la plupart de ces femmes ne connaissaient pas le latin ou le grec, et étaient encore considérées comme illettrées aux yeux de la communauté scientifique (46).

2.4.2. L'enseignement par les médecins et les chirurgiens

Les nouvelles diplômées recevaient un certificat de passage après leur validation de l'examen, et étaient ensuite envoyées auprès des représentants des médecins, barbiers et chirurgiens de la ville pour apprendre auprès de ces professionnels les notions de chirurgie essentielles à la pratique de leur activité. Ce rôle joué par ces praticiens masculins montre la place qu'ils avaient prise dans l'organisation des études de sage-femme, d'autant plus après l'édit du roi Charles VIII en 1484 interdisant aux femmes d'étudier elles-mêmes la chirurgie, ce que des universités comme celle de Paris avaient pourtant permis jusque-là, comme le montrent des exemples de chirurgiennes s'étant particulièrement illustrées comme Guillaumette de Luys à la cour de Louis XI au XVe siècle.

De nombreuses femmes continuèrent toutefois de pratiquer sans diplôme, notamment dans le cas de veuves ou de filles de chirurgiens reprenant l'affaire de leur défunt mari ou père (21).

Au XVe siècle, les relations entre les médecins/chirurgiens et les sages-femmes se divisaient ainsi principalement en deux catégories. Une part des premiers souhaitait coopérer avec les praticiennes et leur transmettre de nouvelles théories et pratiques, mais beaucoup de ces hommes, comme l'italien Savonarola (1384-1468), considéraient que les sages-femmes n'étaient bonnes qu'à s'occuper de la physiologie, ne savaient pas traiter la stérilité au sein du couple, l'incapacité de certaines femmes à mettre au monde des garçons, les pathologies féminines en général, les fausses couches, etc. Dans ses écrits, ce médecin alla même jusqu'à inclure la grossesse et l'accouchement dans le champ de la pathologie, et donc dans le champ de compétences des médecins, au détriment de l'indépendance et de la pratique des sages-femmes (29).

2.4.3. Codes de déontologie

À la fin du bas Moyen Âge, des codes de déontologie des sages-femmes commençaient à voir le jour, dont certains volets figurent encore dans la version actuelle du serment que prononcent les sages-femmes à l'obtention de leur diplôme. Ces femmes devaient entre autres montrer un certain savoir-être (attitude calme, déférente et respectueuse) ; avoir les mains propres, lavées et sans bijoux ; assister les femmes riches comme les pauvres ; dénoncer les femmes pratiquant l'obstétrique sans diplôme ; garder le secret médical ; savoir pratiquer l'ondoiement au besoin ; appeler le chirurgien ou le barbier en cas de complications (non-dilatation du col, non-progression de la tête du bébé dans le bassin maternel pendant la poussée, etc.) ; ne jamais pratiquer d'avortements sous peine de lourdes peines ; etc. (28).

Le statut des sages-femmes était plus ou moins bien cadré selon les régions : leur place en tant que professionnelles de santé à part entière a été claire en Allemagne dès le XVe siècle, tandis qu'il a fallu attendre 1560 pour avoir le même résultat en France (21). De même, il n'existe pas de traces avant le XVe siècle de la reconnaissance et de l'encadrement de la pratique des sages-femmes italiennes, tandis que leurs consœurs d'Europe du Nord recevaient déjà à l'époque des licences les autorisant à pratiquer et qui leur étaient délivrées par les instances municipales et religieuses (au sein des villes à tout le moins étant donné le quasi désert médical que pouvaient être certaines provinces reculées) (58).

2.4.4. Rémunération des acteurs de la naissance

On a pu retrouver des traces des honoraires perçus par les différentes personnes assistant la mère pendant son accouchement et ses suites de couches. Ainsi selon les textes, à Amiens au XVe siècle, les sages-femmes étaient rémunérées selon le statut social de leurs patientes et à la hauteur de la bourse de ces dernières. Il semblerait également que les sages-femmes jurées rattachées à la ville recevaient des rétributions de la part de la municipalité en échange de leurs services, que ce soit sous la forme d'espèces sonnantes et trébuchantes, de biens matériels voire par l'attribution d'un logement à vie en récompense de leur travail (67).

À Florence au XVe siècle la sage-femme était rémunérée proportionnellement à la durée du travail de la parturiente. D'autres femmes, appelées *guadadonne* en Italie, accompagnaient et soutenaient les mères au cours de la grossesse, de l'accouchement et des premières semaines de la vie du bébé (53). Le travail de ces femmes pourrait être comparé à celui de nos doulas modernes, mais était très peu rémunéré étant donné la période prolongée que ces femmes passaient auprès des mères comparée au temps de présence des sages-femmes (58).

2.4.5. Les sages-femmes jurées

2.4.5.1. Des rôles multiples pour les sages-femmes jurées

Au début du XIVe siècle, les sages-femmes étaient de plus en plus fréquemment appelées dans des situations en dehors de la chambre de l'accouchée. Des « matrones jurées » choisies par le prévôt de la cité dans le cas du Paris du XVe siècle examinaient ainsi des bébés ayant été abandonnés, morts ou vifs (21), afin de tenter de reconnaître un enfant qu'elles auraient aidé à faire naître.

Elles diagnostiquaient également des grossesses extra-conjugales ; examinaient les femmes enceintes ayant été molestées pour déterminer les risques qu'elles fassent une fausse couche ; étaient appelées dans les procédures d'annulation de mariages (6), les enquêtes de moralité (comme pour le diagnostic de la virginité de Jeanne d'Arc), les affaires d'héritage (les sages-femmes ayant assisté à la naissance d'une personne étaient appelées pour confirmer son âge et sa place dans l'ordre successoral) (46) ou encore pour secourir les bébés abandonnés (67).

2.4.5.2. Intervention dans les affaires d'agressions sexuelles

Les sages-femmes jurées examinaient également des patientes ayant été violées. En effet, si les médecins testaient la virginité des patientes par divers tests paracliniques, les sages-femmes étaient les seules habilitées à pratiquer l'examen physique sur les femmes ayant subi cette agression. La *Constitutio Criminalis Carolina* de 1532 de l'empereur germanique Charles V rapportait ainsi « qu'une femme [...] ne soit examinée que par des femmes expérimentées au niveau de ses parties intimes afin de fournir des informations à une enquête approfondie » [19](68). On ne retrouve ainsi aucune mention en Europe de la réalisation de cet examen par un homme avant la fin du XVIe siècle.

Cependant, dans l'immense majorité des cas, l'intervention des sages-femmes n'avait pour but que de déterminer si la victime était toujours vierge (les écrits de l'époque ne rapportent que des affaires où la victime était une femme ou une fille non mariée), ou si cette agression sexuelle avait mené à une grossesse. En effet, une croyance populaire, probablement née au XIIe siècle, voulait qu'une femme ne puisse tomber enceinte que si elle le souhaitait ou prenait du plaisir lors de l'acte sexuel. William de Conches, philosophe français du XIIe siècle disait ainsi que si les femmes violées n'appréciaient pas l'acte [sexuel] au début, la faiblesse de leur chair les y conduisait finalement graduellement.

Cette idée fut ensuite reprise par divers textes de loi comme la *Fleta* et le *Britton* au XIIIe siècle, en contradiction avec les théories aristotéliciennes statuant qu'une femme pouvait très bien concevoir sans ressentir le moindre plaisir. Cette croyance populaire médiévale fut utilisée par les avocats des hommes accusés de viol dans le cas où les victimes étaient tombées enceintes à l'issue de cette agression (13).

---

[19] Buschmann A. *Textbuch zur Strafrechtsgeschichte der Neuzeit: die klassischen Gesetze*. München: C.H. Beck, 1998, p. 118-119.

2.4.5.3. *La perte du pouvoir juridique*

À la fin du Moyen Âge, les sages-femmes jurées furent progressivement dépossédées de leur rôle juridique par les médecins, ayant pour beaucoup une piètre opinion d'elles, comme en témoignaient de nombreux écrits de praticiens critiquant les compétences, les connaissances et l'arrogance des sages-femmes (58). Au XVIe siècle, Ambroise Paré déclarait notamment que si les sages-femmes étaient fières de savoir différencier le cas d'une femme ayant perdu sa virginité suite à une agression sexuelle d'une autre ayant volontairement cédé au péché de luxure, leur expertise était peu fiable, et causait beaucoup de jugements erronés (13).

2.4.6. Les chasses aux sorcières d'Europe

2.4.6.1. *« Sorcières » : un terme polysémique*

On pense que le premier procès de sorcières mené par l'Inquisition papale s'est tenu en Irlande en 1324. Du XIIIe au XVIIe siècle, avec des pics vers 1315-1319 puis entre 1480 et 1484, les chasses aux sorcières menées par l'Inquisition auraient conduit à plus de 100 000 exécutions à travers le monde chrétien. Ce nombre serait même en deçà de la réalité, et certains historiens vont jusqu'à porter ce macabre recensement à plusieurs millions de victimes, ce décompte étant compliqué par la perte d'un grand nombre des documents inquisitoriaux médiévaux à la suite d'émeutes, accidents et déménagements successifs des archives (69).

Dans plus de 85 % des cas, les accusés étaient des femmes, puisque ces dernières étaient réputées être plus faibles d'esprit et céder aux avances du Diable, allant jusqu'à pactiser avec lui notamment pour ensorceler les hommes et les rendre impotents (14). En France, Allemagne et Angleterre, les accusations furent particulièrement nombreuses et étaient bien souvent liées à des querelles et vengeances personnelles, ou à l'appât du gain puisque les personnes ayant accusé une femme s'avérant être une « véritable sorcière » au sens inquisitorial du terme étaient récompensées par une somme d'argent (21).

Le nom « sorcière » s'appliquait en fait à des individus, quel que soit leur sexe, jugés coupables de toute sorte de crimes : divergents politiques, hérétiques, blasphémateurs, ou soignants étaient en danger, en particulier après la publication de la bulle du pape Innocent VIII en 1484 autorisant les inquisiteurs à enfermer, torturer et tuer tous les individus considérés comme des menaces potentielles au pouvoir de l'Église chrétienne (14).

Le peuple voulait de plus trouver des explications aux vagues d'épidémies et aux famines. L'incapacité de la science de l'époque à déterminer des causes rationnelles à ces catastrophes favorisa sans aucun doute la popularité de causes magiques, divines ou surnaturelles inventées afin de tenter d'expliquer l'inexplicable. Les « sorcières » (ou encore les juifs et les lépreux à la même époque) constituaient de parfaits boucs émissaires sur lesquels reporter la faute d'aléas météorologiques et de guerres aussi bien que de problèmes médicaux comme les fausses couches ou l'infertilité (21).

2.4.6.2. Les soignantes accusées de sorcellerie

Les femmes soignantes étaient bien souvent accusées et exécutées pour leurs connaissances sur les contraceptifs et les avortements. L'Inquisition accusait les sages-femmes de causer des fausses couches, d'utiliser des herbes à des fins malfaisantes (contraception, avortement, etc.), de castrer ou rendre les hommes impotents (67), d'user d'incantations païennes, etc. (51).

Selon Hugues Pennethorne au XXe siècle : « les juifs étaient brûlés comme usuriers parce que seul un juif avait le droit de prêter de l'argent dans le système médiéval, et peu d'autres professions leur étaient permises. De la même manière, les sorcières disposaient presque seules du pouvoir de guérir – double pouvoir de guérir et de nuire – à cause de la prévention qui existait au Moyen Âge contre la médecine » (70)[20].

On accusait souvent les femmes soignantes d'utiliser leurs ongles « dont la pointe acérée était destinée à percer les membranes […], à tuer le fœtus en perforant sa fontanelle »[21] (51), de voler, dévorer ou encore revendre les produits de l'accouchement (21). On attribuait en effet un pouvoir surnaturel aux placentas, aux cordons

---

20 Hughes P. *Witchcraft*, Baltimore, Penguin Books, 1965, p. 202.

21 Boissou Catherine. *Histoire de l'antisepsie à l'accouchement : de l'Antiquité à nos jours*, 2004, p. 51.

(fréquemment revendus et broyés en poudre pour fabriquer toutes sortes de potions comme les philtres d'amour, ou des remèdes contre l'épilepsie ou l'apoplexie) et aux cadavres des bébés mort-nés, alors réputés comme des talismans protégeant de la lèpre comme en témoignent diverses lois créées au XVe siècle visant arrêter cette pratique (14).

Le *Malleus Maleficarum* (*Le Marteau des Sorcières*, véritable manuel de l'inquisiteur), écrit en 1484 par Jacob Sprenger et Heinrich Kramer, fut diffusé dans toute l'Europe et était fortement basé sur des témoignages des accusés obtenus par la force. Il propageait ainsi l'idée que les crimes commis par les sages-femmes étaient bien pires que ceux de toutes les autres sorcières (71).

2.4.6.3. Les dangers de l'indépendance féminine

L'augmentation de l'espérance de vie et le décalage croissant entre les âges des époux au moment de leur mariage avaient causé un changement démographique à la fin du Moyen Âge. Un nombre de plus en plus important de femmes se retrouvaient à un moment donné célibataires ou veuves et bouleversaient ainsi le modèle traditionnel de la femme médiévale soumise à une autorité masculine, en ne dépendant pas d'un mari ou d'un membre masculin de leur famille.

Cette indépendance privilégiée pour l'époque n'était cependant pas sans risques, puisqu'elle était en contradiction avec le modèle familial classique défendu par l'Église chrétienne. Les femmes isolées ou âgées, sans protection face à des accusations de sorcellerie, ainsi que leurs proches et voisins étaient suspects et vulnérables, et des groupes sociaux entiers pouvaient être éliminés du jour au lendemain (21).

2.4.6.4. Traques, tortures et exécutions

Des méthodes variant selon les régions avaient été mises au point afin de dénicher les sorcières. Diverses marques étaient réputées notables leur peau (cicatrices, grains de beauté, tâches de naissance, boutons, etc.), mais si aucune n'était visible à l'œil nu, les bourreaux allaient les chercher sous la peau. Ils piquaient alors l'ensemble du corps de la victime avec des aiguilles en recherchant une zone d'insensibilité ou ne saignant pas. Des médecins s'étaient même spécialisés dans cette pratique et se mettaient exclusivement au service de l'Inquisition. Ils étaient également payés pour examiner le sang, les urines ou la bile des malades afin de déterminer si le mal était de cause naturelle ou maléfique (14).

Les inquisiteurs soumettaient hommes, femmes et enfants à la torture afin de leur faire avouer le nom de leurs comparses et les secrets de leur art. Ces victimes inventaient ainsi toutes sortes de fables pour arrêter de souffrir, quitte à dénoncer toujours plus d'innocents ensuite torturés à leur tour (72). Les hommes accusés de sorcellerie n'hésitaient notamment pas à accuser leur épouse de les avoir initiés à ce domaine pour [2]tenter de sauver leur propre vie, et de nombreuses personnes pouvaient accuser les guérisseuses de leurs villages, déjà fortement suspectées de par leur profession (21).

Selon les pays les modes d'exécutions variaient. Ainsi les condamnés étaient étouffés en Écosse, brûlés vifs en France, en Allemagne et en Espagne, ou pendus puis brûlés en Angleterre.

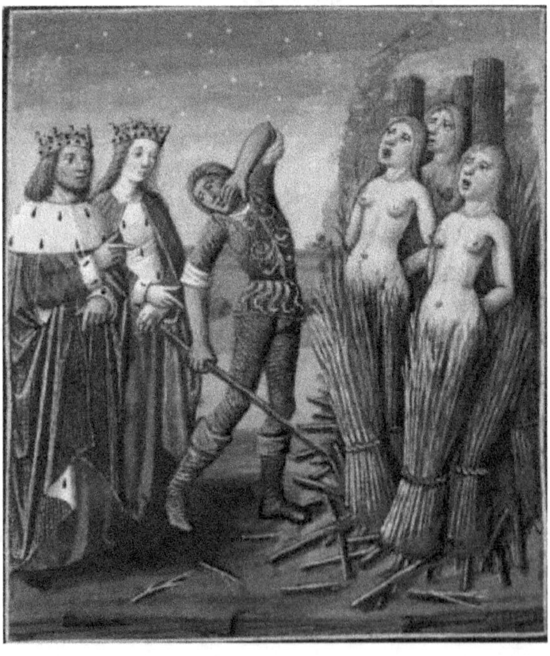

Figure 6 : Antoine Vérard, Frédégonde faisant brûler des sorcières, tiré des *Grandes Chroniques de France*, Paris, 1493 (73)

3. Gynécologie et obstétrique : croyances et pratiques

3.1. Gynécologie

3.1.1. Des femmes pleines de venin

3.1.1.1. Des menstruations toxiques

De manière générale, le contact avec le sang des menstruations ou des lochies avait pour réputation depuis l'Antiquité de rendre les animaux fous, ronger la peau et tuer les plantes en raison des éléments toxiques dont il était rempli (40). En effet, les saignements gynécologiques étaient présentés comme le seul moyen pour les femmes d'évacuer leurs humeurs viciées, car leur nature plus froide et leur constitution plus faible les empêchaient soi-disant de pratiquer les travaux physiques essentiels pour purger les toxines via la sueur comme pour les hommes (48).

La plupart des ouvrages du Moyen Âge classique propageaient ainsi cette mauvaise réputation des menstruations, comme *De Secretis mulierum* (*Secrets de femmes*) d'Albert le Grand. Cet auteur y écrivait notamment que les rapports sexuels pendant les règles étaient à proscrire, car « Si un fœtus était généré à partir de ces règles, il serait lépreux et fragile, et il est donc interdit aux hommes d'avoir des rapports sexuels avec des femmes pendant cette période du mois, et c'est également nocif pour le membre masculin » [22](74).

[22] Albert le Grand. *Women's secrets: a translation of Pseudo-Albertus Magnus's « De secretis mulierum » with commentaries.* New York: State university of New York press, 1992, p. 77.

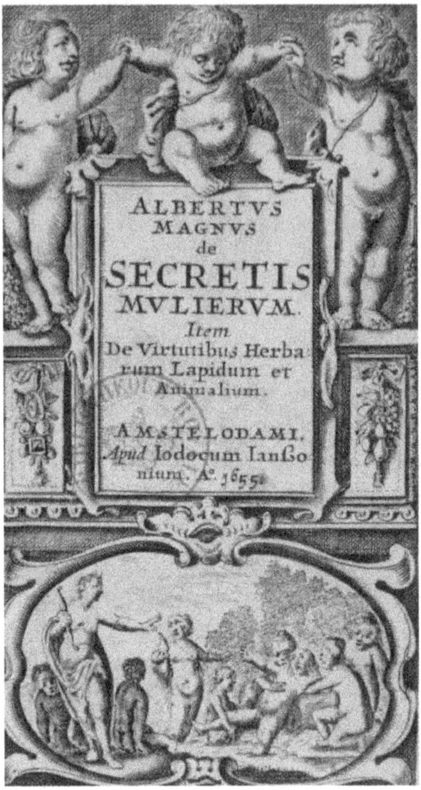

Figure 7 : Albert le Grand, *De Secretis mulierum*, XIIIe siècle (75)

Selon Diego Alvarez Chanca (médecin espagnol de la fin du XVe siècle) dans *Tractatus de fascinatione* en 1499, les femmes ménopausées, ne pouvant plus évacuer leur poison via les menstruations, étaient susceptibles de le transmettre par leurs yeux, et de faire contracter des maux mortels aux personnes de constitution faible croisant leur regard. Elles pouvaient également développer une résistance aux venins grâce à leur « pollution interne » (27).

3.1.1.2. Les « secrets de femmes »

Les femmes étaient également accusées dans ce manuscrit d'être insouciantes, de commettre des excès (alimentaires et sexuels entres autres) pendant la grossesse au point de déclencher involontairement leurs propres fausses couches, d'encourager les hommes à avoir des relations sexuelles avec elles à des moments jugés dangereux pour les deux parties (pendant les règles, les jours saints, etc.), voire de causer des avortements grâce à un savoir secret.

Au cours du Moyen Âge classique, on retrouva fréquemment cette idée que les femmes disposaient de façon innée de connaissances sur le fonctionnement interne de leur propre organisme, en particulier en ce qui concerne leurs fonctions reproductrices (48). Au XIIIe siècle, des textes comme *De Secretis mulierum* ou *Chirurgica* de Lanfranc de Milan témoignaient en particulier d'une baisse généralisée de l'intérêt des médecins pour les maladies féminines au profit de plus de recherches sur les questions de fertilité et de reproduction (53).

Ce domaine devait d'ailleurs représenter une source d'importants profits, puisque des études modernes montrent qu'en Angleterre entre les XIVe et XVIIIe siècles au sein des couples mariés, jusqu'à 16 % des hommes et 17 % des femmes ne pouvaient pas avoir d'enfants pour une raison ou une autre (29). Vers la même époque des médecins s'impliquèrent de plus en plus dans le domaine de l'aide médicalisée à la procréation, ainsi que dans le suivi de la grossesse et de l'accouchement et dans les soins aux nouveau-nés, empiétant encore plus sur les champs de compétences des sages-femmes et des nourrices (58).

3.1.2. Anomalies des règles

3.1.2.1. Hypo-, spanio- et oligomenorrées

Le *Livre sur la Condition des Femmes* de Salerne fixait la période de fécondité des femmes entre quatorze (voire avant) et trente ans (et même jusqu'à soixante-cinq ans selon leur « degré d'humidité et de chaleur interne »), tant qu'elles avaient leurs règles. Ces dernières étaient également appelées « fleurs », car « tout comme les arbres ne peuvent pas produire de fruits sans fleurs, les femmes sans leurs fleurs ne peuvent concevoir » (48).

On pensait que les femmes (hormis celles gestantes ou allaitantes) avec des règles trop espacées, de quantité faible, ou pire, qui étaient en aménorrhée risquaient de développer des nausées, dorsalgies, céphalées, palpitations, brûlures urinaires, de la fièvre et de la fatigue (53). Selon Galien, elles pouvaient également être sujettes à des écoulements lactés au niveau des seins selon sa théorie que le sang s'accumulant dans l'utérus (au cours de la grossesse de façon physiologique ou en cas d'anomalies de règles) remontait dans les seins grâce à des modifications chimiques du sang et via des vaisseaux sanguins reliant directement les seins et l'utérus (57).

Le *Livre sur la Condition des Femmes* considérait alors tout saignement chez ces femmes en aménorrhée comme une bonne chose afin de permettre d'une manière ou d'une autre la sortie des humeurs néfastes de l'organisme, que ce soit sous forme d'hémorroïdes, d'épistaxis, d'urines sanglantes, ou au moyen d'une saignée. Cette dernière pratique était fréquemment réalisée par les médecins salernitains, et consistait à prélever en tout plus d'un litre de sang sur une période de trois jours à la patiente, en général au niveau de la voute plantaire (48).

Des recettes visant à déclencher les règles ou augmenter leur volume étaient ainsi listées dans les ouvrages médicaux du Moyen Âge classique. On pouvait par exemple boire ou se baigner dans des mélanges d'iris jaune (favorisant la circulation sanguine, l'évacuation des urines et des toxines), d'huile de castor (ou ricin, qui possède un effet purgatif), d'absinthe (encore utilisée aujourd'hui pour ses propriétés vomitives (76)) ou de myrrhe (utilisée depuis la période antique comme abortif (77)) souvent listés dans les œuvres de Matthieu Plaetarius. Ce dernier pensait en effet que la survenue des règles était un bon signe de fertilité, ou que des situations comme des grossesses rapprochées pouvaient justifier la prise de ces remèdes pour déclencher les menstruations et détoxifier l'organisme. S'il ne considérait pas ces pratiques comme des méthodes contraceptives ou abortives, il précisait tout de même que ces recettes pour déclencher les règles pouvaient également faciliter la délivrance du placenta ou l'expulsion des morts fœtales in utero.

Ces pratiques entourant le déclenchement des règles étaient ainsi en divergence avec des théories antiques telles que celles de Soranos d'Éphèse, pour qui la rétention des règles était un symptôme d'une maladie sous-jacente et non sa cause et qu'il ne fallait donc pas faire cesser sans réaliser d'examens plus poussés pour ne pas risquer d'empirer l'état de la patiente. Il recommandait les bains de siège contenant des produits émollients plutôt que les médicaments utilisés pour accélérer le travail et la délivrance comme d'autres médecins antiques et médiévaux (78).

3.1.2.2. Ménométrorragies

Les règles hémorragiques étaient également redoutées et attribuées à diverses causes. L'éclatement des veines utérines sous la pression d'un flux sanguin trop important était associé à un saignement menstruel rouge vif et important. Une saignée était alors recommandée afin de réduire le flux augmenté dans ces vaisseaux.

Une hausse de la température causée par un excès de bile aurait causé des ménométrorragies jaunes, tandis qu'une pollution du système sanguin par le phlegme impur passait pour rendre le sang trop filant, avec des pertes menstruelles augmentées et blanchâtres (48).

3.1.3. Émanations utérines galéniques et hystérie hippocratique

3.1.3.1. Théories antiques

Grâce à ses observations de dissections animales (celles pratiquées sur des humains étant alors taboues), Hippocrate affirmait que l'utérus était mobile dans le corps de la femme, et pouvait se retrouver comprimé contre le foie où il risquait de suffoquer. Pour ce médecin cette affection représentait un risque mortel, et il lui avait donné le nom d'« hystérie », terme qu'il utilisait également pour décrire la sècheresse excessive de la matrice (considérée comme fréquente chez les vierges et veuves en l'absence d'apport de semence masculine). Il prescrivait alors un traitement par des fumigations nauséabondes devant les voies aériennes et odorantes devant les voies génitales de la malade (afin de respectivement éloigner et attirer la matrice pour la ramener vers sa position d'origine) (48).

Pour Galien, le sperme féminin s'accumulant dans l'utérus (surtout chez les vierges et les veuves n'ayant pas ou plus de rapports sexuels) risquait de se transformer en émanations toxiques diffusant vers l'ensemble des organes et pouvant causer une diminution de l'appétit, une rigidification du cœur, des syncopes, une perte de la voix ou de la vue (79).

3.1.3.2. Adhésion de ces théories au Moyen Âge

Il existait des débats entre les médecins salernitains autour des théories d'Hippocrate et de Galien. Plaetarius fusionna ces deux théories antiques pour mettre au point la sienne : les émanations utérines évoquées par Galien causeraient un soulèvement de l'utérus dans l'abdomen selon la théorie d'Hippocrate, et pourraient être soignées par des fumigations ou des massages des extrémités à l'huile de laurier (susceptible de soulager les douleurs et de réguler les cycles menstruels (80)).

En revanche, le traducteur italien (inconnu) de *De secretis mulierum* (*Il segretti delle femine* en italien) appliquait pour sa part uniquement la théorie hippocratique, et pensait que cette suffocation utérine pouvait provoquer des signes cliniques comme des douleurs aux flancs, des crampes abdominales, des dysphagies ou des aménorrhées, traitables par des pessaires de fenugrec et de graines de lin (possédant entre autres des propriétés antispasmodiques (81)). Cette fusion des idées des médecins grecs fut reprise par plusieurs scientifiques comme Mondino di Liuzzi' dans son traité d'anatomie.

3.1.4. Pathologies gynécologiques

La descente de l'utérus était décrite et aurait été causée par l'affaiblissement des ligaments utérins à la suite de l'exposition des organes génitaux féminins au froid ou à l'accumulation de trop d'humeurs utérines de nature froide. Elle pouvait être traitée par des fumigations : au contraire du traitement de la suffocation utérine, Hippocrate prescrivait alors la présentation d'odeurs désagréables devant les voies génitales et agréables au niveau du nez et de la bouche afin d'attirer l'utérus vers le haut. La consommation d'un mélange de feuilles de laurier (utilisé pour traiter les crampes abdominales) (81), de myrrhe et autres éléments organiques (poudre de cœur de lièvre, etc.) dans du vin, des expressions abdominales, ou des manœuvres visant à repousser manuellement l'utérus par voie endovaginale figuraient également dans la liste des traitements de la descente d'utérus. Trotula de Salerne, quant à elle, indiquait de traiter ce prolapsus en faisant baigner la patiente dans un mélange de genièvre, de camphre, d'Artemisia, puis de faire coucher la dame avec les jambes surélevées (32).

Une matrice trop froide passait pour donner des diarrhées, car le sang aurait eu plus de mal à y circuler, au risque d'y causer la formation de caillots. Des remèdes à base d'éléments de nature chaude étaient alors conseillés.

Des recettes contre le prurit étaient également décrites, avec des pessaires de litharge (dérivé de l'oxyde de plomb dont la consommation a mené au mieux à des coliques de plomb, et au pire au décès de la patiente), de baies de laurier (qui présente des propriétés antifongiques et antibactériennes (80)) et de blanc d'œuf (48).

La notion d'infections sexuellement transmissibles leur était presque totalement étrangère, hormis quelques allusions dans la mythologie grecque, avec l'utilisation de moyens barrières comme des feuilles d'alun ou de préservatifs faits d'organes de mammifères ou de tissu huilé (46).

3.1.4.1. Oncologie gynécologique

Si les médecins antiques ont transmis une large pharmacopée visant à traiter les tumeurs, la majorité de ces recettes étaient appliquées indistinctement aux différents types de cancers (quelle que soit la localisation). À ce manque de données s'ajoute également la difficulté de reconnaître les plantes utilisées de l'Antiquité au Moyen Âge grâce à leur description visuelle ou textuelle dans les sources de l'époque, d'autant plus que certaines sont aujourd'hui considérées comme éteintes. De plus, peu de mentions sont faites d'une véritable spécialité oncologique au cours du Moyen Âge.

On retrouve dans cette pharmacopée un grand nombre d'ingrédients dont des études modernes ont prouvé l'activité antitumorale plus ou moins importante. Pour Hippocrate, les cancers (*phlegmonê, phlogôsis, oidêmata*) étaient causés par une accumulation de bile noire néfaste, et il recommandait donc diverses plantes réputées pour évacuer cette substance.

Ainsi Dioscorides (un pharmacien grec du Ier siècle ap. J.-C.) lista des centaines de plantes comme le concombre d'âne (*ecballium elaterium*, également prescrit par Pline l'Ancien et Galien et qui possède effectivement une forte activité antitumorale sur les sarcomes), l'huile de castor (*ricinus communis,* contenant une forte concentration en ricin antitumoral), la féverole (*vicia*, très toxique crue, mais libérant des cyanides antimitotiques une fois cuite), l'huile de narcisse (également recommandée par le romain Flavius Rufinus au IVe siècle, et qui contient une importante quantité d'alcaloïdes aux effets anticancéreux), ou encore des décoctions de vin et de colchique d'automne (*colchium autumnale*), dont des études modernes ont montré la forte concentration en colchicine, capable de réduire significativement la taille des tumeurs (33). Le point de vue sur cette dernière espèce était cependant très variable chez les médecins, puisque Galien, Plaetarius ou Avicenne en vantaient également les mérites, tandis que d'autres savants comme Hildegarde de Bingen le considéraient comme un poison.

Galien vantait également les mérites de la belladone (*solanum*) ou de la morelle (*strycnos*, qu'il utilisait également pour traiter l'herpès et qui est encore très présente de nos jours dans la médecine traditionnelle), deux espèces très toxiques, pour soigner les cancers ulcéreux.

Pline l'Ancien prescrivait la pervenche (*vinca*), riche en alcaloïdes, pour assécher les tumeurs (82), tandis que Constantin l'Africain recommandait notamment l'euphorbe (*euphorbia*, extrêmement toxique car contenant une grande quantité de latex) (81).

3.2. Fertilité dans la société médiévale

3.2.1. La place et le rôle de la femme dans la société médiévale

Au sein des milieux populaires, les femmes pouvaient être mariées dès leurs ménarches à des hommes âgés d'au moins une quinzaine d'années, et la plupart du temps issus du même village. Cette endogamie, associée à l'isolement des communautés entre elles au début de l'ère médiévale, limitait les mariages intervillages et fut sans doute responsable d'une forte consanguinité dans certaines régions pendant des siècles (37).

L'espérance de vie moyenne des femmes carolingiennes était de quarante ans pour celles ayant survécu au-delà de l'enfance. Une femme était généralement considérée comme vieille et ménopausée vers l'âge de trente ans au début de l'ère médiévale, puis vers soixante ans à la fin du bas Moyen Âge avec l'augmentation progressive de l'espérance de vie (22).

Leur devoir naturel était défini par leur capacité à mettre au monde un maximum d'enfants (afin de compenser la mortalité infantile très élevée), en particulier des fils qui leur permettaient d'assurer leur place dans la société. Elles passaient la plus grande partie de leur vie enceintes (ou enfermées dans un couvent) (14). Si elles manquaient à leur tâche, elles couraient le risque d'être mises en marge, répudiées ou même exécutées (18). Leur place au sein de la famille de leur mari était précaire avant la naissance de leur premier bébé (voire leur premier fils), et les jeunes époux conservaient souvent un statut d'enfant dans leur communauté avant de devenir parents à leur tour. Les hommes passaient alors de *juvenis* (adolescent) à *vir* (homme fait) et leurs épouses de *puella* (fille) à *femina* (femme) (37).

3.2.2. De la nécessité de la naissance d'enfants légitimes au Moyen Âge classique

La production d'héritiers pour un couple gagna une nouvelle dimension législative vers le XIIIe siècle, puisqu'un mari ne pouvait dès lors plus espérer prendre possession des biens de sa femme avant la naissance d'un enfant vivant « normal » (les bébés monstrueux, malformés, ou mort-nés ne comptant pas). Tout enfant né d'une femme mariée était, jusqu'à preuve du contraire (adultère de la mère ou impotence du mari), imputé à son époux, puisque la médecine de l'époque n'était pas capable de certifier du lien biologique entre un homme et son (hypothétique) progéniture.

Cette source d'incertitude et de méfiance à l'encontre des femmes ainsi que la croyance précédemment évoquée de l'existence de « secrets de femmes » peuvent permettre d'expliquer l'explosion du nombre de dissections de corps humains (de femmes en particulier) visant à mieux comprendre le fonctionnement de la conception et de la grossesse au cours du Moyen Âge classique et du bas Moyen Âge (29).

3.2.3. Causes d'infertilité

Au cours de la période médiévale, deux principales théories décrivaient le rôle des parents dans la conception : d'une part la théorie aristotélicienne selon laquelle le ventre maternel n'était qu'un sol que le conjoint devait féconder et où la mère n'apportait pas de matériel pour concevoir l'embryon [23]; et d'autre part la théorie dérivée de la science hippocratique selon laquelle les deux membres du couple produisaient chacun une semence distincte essentielle à la conception (Hippocrate considérait toutefois le matériel issu de la femme comme inférieur à celui de l'homme) : « pour que enfes soit concheus, il convient que les deux ensemble sachent et rendre sperme naturellement [24]» (32).

La stérilité d'un mariage était le plus souvent attribuée entièrement à l'épouse au haut Moyen Âge, mais la responsabilité des deux membres du couple fut progressivement évoquée au cours du Moyen Âge classique. Elle était souvent présentée par le clergé comme la punition divine ou la conséquence mécanique à une faute commise par les personnes infertiles. On pensait par exemple qu'une sexualité très active chez la femme risquait de remplir sa matrice de semence au point qu'un fœtus n'aurait pas la place de s'y développer.

Malgré sa méfiance à l'encontre des femmes, l'Église ne punissait pas la stérilité, puisqu'elle était vue comme le dessein de Dieu. Les personnes stériles devaient toutefois mettre à profit le temps et les fonds qu'elles n'utilisaient pas à élever des enfants pour se vouer à des œuvres de charité.

L'infécondité était parfois également considérée comme le résultat d'un mauvais sort jeté par une personne voulant du mal au couple, et ayant « noué l'aiguillette » (une pratique consistant à faire des nœuds sur un lacet pour jeter un sort) ou murmuré des formules maléfiques dans leur dos (35).

Pour la femme, ce mal pouvait être causé par une matrice trop chaude brûlant le sperme. Dans ce cas, on était censé pouvoir remarquer une chute de cheveux (présente notamment dans les tableaux cliniques d'hypo- et hyperthyroïdie, d'anémie, de syndrome

---

[23] Aristote, *Histoire des animaux*, Paris les Belles Lettres, 1964, p. 170.

[24] *Dialogues de Placides et Timéo*, XIIIe siècle, p. 115.

des ovaires polykystiques/SOPK, ou en cas de carences diverses), des lèvres sèches et des boutons (également associés au SOPK).

Une matrice au contraire trop humide risquait de rejeter le sperme, et la femme aurait alors eu les yeux humides et larmoyants en raison d'un supposé lien direct entre l'utérus et le cerveau.

3.2.4. Méthodes diagnostiques

On pouvait tester la fécondité d'une femme en utilisant une méthode mise au point par Hippocrate, et liée à sa théorie selon laquelle les voies génitales et aériennes féminines communiquent directement. Cette méthode consistait à placer une gousse d'ail dans le vagin de la femme : si elle avait le lendemain une haleine aillée, elle était féconde (41).

La médecine salernitaine recommandait également de faire uriner les deux membres du couple dans des pots de son, et de sentir l'odeur de ces récipients deux jours plus tard : un pot malodorant était censé diagnostiquer une stérilité incurable.

3.2.5. Recours contre la stérilité

3.2.5.1. Saints

Pour éviter l'échec social de ne pas donner d'enfants à son mari, les femmes de tous les milieux étaient prêtes à recourir à toutes sortes de remèdes ou à partir en pèlerinage pour prier de nombreuses figures sacrées. Les déesses grecques et romaines comme Artémis ou Ilithyie furent remplacées par sainte Marguerite, sainte Anne, sainte Agathe, ou par des patrons locaux comme saint Phallier (célébré dès le VIe siècle dans la région de Limoges) ou saint Foutin (adoré dans la région lyonnaise dès le IIe siècle).

On pouvait également acheter pour des fortunes de prétendus morceaux des statues de ces saints (en particulier des fragments de leurs parties génitales) afin de les arborer ou de les incorporer dans des remèdes (42). Cependant, certains médecins voyaient d'un mauvais œil le recours de clientes potentielles au pouvoir de saints plutôt qu'aux coûteux services de la science, et des praticiens tentaient de faire renoncer aux aspirants pèlerins leurs projets de voyage (27).

3.2.5.2. Remèdes

Dans le cas de la matrice trop chaude évoquée plus tôt, on pouvait traiter la patiente avec des pessaires de musc (produit glandulaire de chevreaux, qui était considéré comme un tonique et stimulant (83)), et en recommandant au couple d'avoir des rapports sexuels fréquents.

La femme infertile pouvait également consommer une poudre de foie et de testicules d'un cochon sauvage issu d'une portée dont il était le seul petit, ou encore porter une ceinture imbibée de lait maternel autour de son abdomen pendant les rapports sexuels (29).

Selon Trotula, les hommes quant à eux pouvaient prendre des remèdes composés de testicules de bélier rôtis (32).

Les anciennes croyances étaient encore transmises, puisqu'en Bretagne (à Saint-Renan) au cours du haut Moyen Âge des femmes en mal d'enfant se couchaient nues les nuits de pleine lune sur les ruines de monuments druidiques (32). Elles pouvaient également se baigner ou boire dans des sources réputées pour rendre fertiles ; porter un sachet contenant des êtres vivants (insectes en tous genres) trouvés dans la terre de leur village ; ou consommer des aliments comme la myrtille, la mandragore (23), la grenade, ou encore les pois chiches (84).

3.3. La régulation des naissances

3.3.1. Les causes d'un désir populaire de réguler les naissances

Dès le IXe siècle, l'Église tenta avec beaucoup de difficultés d'interdire le divorce. Jusque-là, le meurtre de son conjoint ou la polygamie étaient fréquents en Europe, particulièrement dans les cas où une épouse était infertile, coupable d'avortement ou d'adultère, quitte à payer une compensation à sa belle-famille (15). Après le XIIIe siècle, la monogamie était globalement appliquée au sein de la chrétienté, malgré la persistance d'infidélités conjugales désapprouvées par l'Église (42).

Les hommes craignaient particulièrement de légitimer l'enfant bâtard issu d'une liaison extra-conjugale de leur épouse, et une femme jugée coupable d'adultère risquait la répudiation voire l'étranglement ou le bûcher.

Le faible nombre de naissances d'enfants illégitimes déclarées au Moyen Âge (38) laisse donc supposer que les femmes infidèles, tout comme les prostituées, utilisaient fréquemment des méthodes contraceptives ou abortives pour éviter d'accoucher d'enfants non désirés, ou bien qu'elles se débarrassaient de leurs bâtards après la naissance. Les hommes faisaient de plus fréquemment appel aux services de prostituées, qui disposaient d'une certaine connaissance sur les méthodes contraceptives ou abortives (37).

On ne sait cependant pas dans quelle mesure les registres démographiques étaient rigoureux dans le recensement des naissances d'enfants mort-nés, décédés très jeunes, exposés (abandonnés pour qu'ils meurent de froid ou dévorés par les bêtes, ou qu'ils soient recueillis par une autre famille, par une institution religieuse ou par des vendeurs d'esclaves) (22).

De plus, la plupart des tombes d'enfants de cette époque étaient peu profondes et ont donc très souvent été endommagées. Les sépultures en assez bon état pour être étudiées ont montré que les causes de mortalité infantile principales comprenaient entre autres les conséquences de malformations congénitales, un manque d'hygiène, des blessures infectées, ou des carences (en vitamine D et K particulièrement). On estime qu'en tout, moins de la moitié des enfants atteignait l'âge adulte (23).

3.3.2. Les moyens contraceptifs et abortifs mis en œuvre

Les médecins grecs ont transmis un grand nombre de techniques visant à réguler les naissances, cependant leur limite entre contraception et avortement diffère drastiquement de la nôtre. En effet, si ces savants distinguaient généralement les abortifs (*phthorion*) des contraceptifs (*atokion*) dans leurs écrits, la plupart des auteurs considéraient que toute méthode visant à arrêter une grossesse avant que le fœtus ne soit vivant/animé tenait de la contraception et non de l'avortement (46).

De plus, les avis des maîtres de l'Antiquité avaient des avis très variables sur ce sujet (78). Soranos d'Éphèse et Démocrite (Vème siècle av. J.-C.) y étaient globalement opposés, hormis dans les cas où la vie de la mère était mise en danger par cette grossesse, et uniquement si le fœtus n'était pas encore animé. Aristote tolérait la contraception et l'avortement avant que le fœtus ne devienne animé, tandis qu'Hippocrate déclarait dans son serment : « Je ne remettrai à aucune femme un pessaire abortif » (85).

Pour un fœtus, devenir « animé » symbolisait le moment où il acquérait une âme, qui avait lieu à des termes très différents selon le sexe fœtal et les auteurs. Ainsi pour certains médecins tous les êtres humains s'animaient vers quarante-six jours de grossesse (Barthélémy l'Anglais) (27) ; pour d'autres les filles s'animaient vers quatre-vingt-dix jours de grossesse contre quarante seulement pour les garçons (46).

3.3.2 1. Pratiques et plantes héritées de l'Antiquité

La plupart des méthodes utilisées au cours du haut Moyen Âge dataient de l'Antiquité. On pense ainsi que beaucoup de couples médiévaux utilisaient couramment en secret des méthodes d'expulsion du sperme masculin en post-coïtal (par des sauts et autres activités physiques, parfois utilisés pour déclencher des fausses couches) ; des spermicides (de miel, d'alun, de cire, de cyprès ou encore de laurier) ; des préservatifs précédemment mentionnés, etc.

D'autre part, certaines techniques utilisées à l'époque dans le but de faciliter la conception avaient en fait l'effet inverse, comme la version antique du stérilet, une tige de plomb couvert de graisse de mouton et placée dans le vagin, le col, voire le corps de l'utérus, jouant un supposé rôle conceptif en aidant les spermatozoïdes à atteindre l'utérus.

De nombreuses plantes étaient également transmises au sein de la communauté féminine et des familles (86), dont un certain nombre ont par la suite prouvé leur efficacité comme la grenade (capable de produire des analogues œstrogéniques) ; le *Trifolium subterraneum* (une espèce de trèfle qui était, d'après les observations de bergers grecs, capable de réduire la fertilité chez leurs bêtes en raison d'une forte concentration en isoflavones déclenchant une réaction œstrogénique) ; l'*Ecballium elaterium* (le concombre d'âne, possédant effectivement une activité contraceptive relative (87)) ; le genévrier (pouvant réduire la mobilité tubaire et donc la migration de la cellule-œuf lors de son trajet des trompes vers l'endomètre (88)) ; le saule (analogue des dérivés œstrogéniques féminins) ; ou encore la carotte sauvage recommandée par Galien et Paul d'Égine (médecin grec du VIIe siècle) et qui empêcherait bien la nidation selon des études récentes (86), mais aussi d'autres plantes potentiellement mortelles comme la rue (très toxique, mais qui était recommandée en pessaire ou par voie orale par des médecins comme Soranos d'Éphèse, Pline l'Ancien ou Galien, qui pensaient qu'elle favorisait les menstruations, la délivrance ou l'expulsion des fausses couches).

3.3.2.2. Des méthodes nouvelles à l'époque médiévale

Aux recettes héritées de l'Antiquité s'ajoutaient notamment celles transmises par l'école de Salerne. Pour ne pas concevoir, une femme pouvait ainsi porter diverses amulettes contre sa peau, comme l'utérus d'une chèvre n'ayant jamais mis bas, un sachet en peau d'oie contenant des testicules de belette castrée et relâchée vivante ou une « gagate » (une pierre particulière). Elle pouvait également placer dans son propre placenta frais autant de graines de câpre ou d'orge que le nombre d'années qu'elle souhaitait attendre avant de retomber enceinte (48).

L'auteur salernitain de *De Secretis mulierum* au XIIIe siècle rapportait avoir appris un certain nombre de recettes contraceptives de prostituées et d'avorteuses (21) (même s'il critiquait leur savoir dans l'ensemble et le qualifiait de rustique et propre aux ignorants) (58).

3.3.3. La réaction de l'Église, des gouvernements et les risques encourus par les coupables

3.3.3.1. Régulation des naissances et démographie

Selon des historiens comme John Riddle (historien américain né en 1937), il est très probable que la population de la période médiévale ait cherché à limiter le nombre de naissances, via des méthodes comme le célibat, l'abstinence, le calcul du cycle, le coït interrompu (ou « crime d'Onan (38) »), les pessaires vaginaux ou l'avortement, transmises oralement au sein des communautés. En effet, selon Riddle, “ il faut supposer que les femmes savaient quoi manger, quand et à quelle fréquence, et qu'elles ne semblaient pas avoir appris cela par les livres “(86).

Au VIe siècle, l'évêque Caesarius d'Arles considérait que les moyens de régulations des naissances s'assimilaient au vol de vies à la chrétienté : "La femme née libre, qui prend des potions mortelles pour ne pas concevoir, j'aimerais savoir si elle aimerait que ses servantes ou ses serfs le fassent. Parce que, de même que toute femme veut qu'il lui naisse des esclaves qui puissent être à son service, elle doit aussi élever le nombre d'enfants qu'elle a conçus elle-même ou les remettre à d'autres pour qu'ils les élèvent ; sinon, soit elle refuse de concevoir, soit, ce qui est pire, elle veut tuer ceux qui auraient pu être de bons chrétiens. Et avec quelle conscience veut-elle que des esclaves naissent de ses servantes alors qu'elle refuse d'engendrer ceux qui pourraient devenir chrétiens ?" (89).

Ce genre de pratiques furent particulièrement réprouvées à des périodes comme le XIVe siècle, qui fut marqué par une diminution drastique de la population après la guerre de Cent Ans (1337-1453), des météos catastrophiques (1315 et 1317) engendrant des famines, ou des épidémies meurtrières comme celle de peste noire entre 1346 et 1353. Cette dernière tua à elle seule près de 15 à 50 % de la population dans les régions atteintes et au sein de toutes les classes sociales, particulièrement en France, Angleterre, Italie, Espagne et Scandinavie (42). Les historiens pensent ainsi que la population européenne passa de près de soixante-quinze millions d'habitants au début du XIVe siècle à environ cinquante millions au milieu du XVe siècle (37).

Le sociologue allemand Gunnar Heinsohn (1943-2023) émit ainsi l'hypothèse que c'est à la suite de telles crises démographiques que la régulation des naissances devint un problème sociétal majeur. Les classes nobles et religieuses avaient en effet alors désespérément besoin que leurs serfs aient des enfants en grand nombre (particulièrement des fils) pour renflouer la main-d'œuvre paysanne, et assurer le renouvellement des générations (21). La régulation de la taille des familles pouvait de plus menacer les concepts de famille et d'obéissance au patriarche prônés par les institutions chrétiennes, puisque l'accès à des mesures de contrôle des naissances accordait aux femmes un certain pouvoir de décision sur la taille de leur famille et sur leur propre vie (21).

Si un professionnel de santé était reconnu coupable d'avoir mis en danger cette politique de croissance démographique, il ou elle risquait d'être à jamais exclu(e) de sa guilde, voire d'être excommunié ou exécuté. On peut ainsi retrouver un nombre important de rapports de procès de soignants en tous genres accusés d'infanticide, avortement ou de sorcellerie (22).

Pour tenter de sauvegarder des vies en diminuant les avortements, infanticides et expositions, les ecclésiastiques encourageaient les parents à abandonner leurs enfants non désirés sur le porche des églises. Ces bébés pouvaient ainsi être élevés par l'Église dans leurs orphelinats jusqu'à leurs douze ans, après quoi ils devaient décider d'entrer dans les ordres ou devenir indépendants (35).

Des auteurs comme Bernard de Gordon tentaient notamment de dissuader les femmes d'avorter, car « on a plus grande douleur à avorter qu'à accoucher naturellement » [25] (32).

3.3.3.2. Contraception

L'utilisation de moyens contraceptifs (utilisations de pessaires imprégnés de substances et placés au fond du vagin avant les rapports sexuels, de potions, etc.) (18) n'a pas été condamnée par l'Église avant 813. Après cette date, toute tentative de limiter les naissances a tenu, aux yeux des théologiens, de l'infanticide, de la sorcellerie et du péché mortel. Saint Thomas (Ier siècle) les décrivait comme la pire des fautes sexuelles (38), et Saint Jérôme (IVe siècle) déclarait que la contraception était un homicide (idée qui perdura jusqu'au XVIIIe siècle dans les textes religieux) et un crime envers Dieu qui aurait fait la femme afin qu'elle soit fertile (89).

Les prêtres pénitenciers étaient chargés par l'Église chrétienne de rechercher et juger les actes de péché graves, notamment ceux listés par Gratien au IVe siècle, tels que l'avortement, l'adultère, l'infanticide, ou le recours à des techniques et remèdes visant à éviter la fécondation (37). Ces prêtres avaient toutefois tendance à juger de façon moins sévère les femmes qui avaient agi par manque de moyens pour élever un autre enfant (38), celles avortant très jeunes afin d'éviter la honte et le bannissement social liés à la condition de fille-mère (84)), les épouses qui, ayant été infidèles, avaient utilisé des méthodes de contraception afin de ne pas « supposer d'enfants à leurs maris » (considéré comme le principal

---

[25] Bernard de Gordon, *op. cit.*, livre 7, chapitre 13.

risque des relations extra-conjugales) (22) par rapport aux prostituées ou aux personnes délivrant les potions ou l'aide nécessaires à la réalisation de ce crime et qui risquaient la peine de mort.

Le recours aux moyens de contraception restait passible de lourdes sanctions au Moyen Âge classique. Burchard jugeait au XIe siècle les herbes et les *maleficiae* (sortilèges) visant à empêcher la conception (utilisés sur soi-même, sur une autre femme ou simplement en partageant cette connaissance) comme un homicide à part entière. Les coupables s'exposaient alors à une peine allant jusqu'à dix ans de jeûne, d'ostracisme, voire à l'excommunication. Le roi Henry II Plantagenêt à la même époque punissait une femme ayant volontairement avorté d'un fœtus inanimé de trois ans de peine, et de sept ans si le fœtus était déjà animé (42).

Entre les XIIe et XIIIe siècles, l'Église chrétienne consacra ainsi trois canons à la contraception (*Si Aliquis, Si Aliquando* et *Si Conditiones*), la présentant comme une contradiction du mariage (38). Toutefois, elle ne punissait pas la volonté de limiter les grossesses en soi… avec l'utilisation de méthodes comme retarder l'âge du mariage, l'allaitement maternel, ou encore la chasteté !

Enfin au bas Moyen Âge, des auteurs comme Jean Gerson (début du XVe siècle) considéraient que l'utilisation de moyens de contraception au sein d'un couple était plus grave qu'au sein des relations extra-conjugales, puisqu'elle constituait une trahison envers la chrétienté et sa doctrine pronataliste (38).

3.3.3.3. Avortement

De multiples lois médiévales listaient les peines encourues par les femmes avortant elles-mêmes ou assistant d'autres femmes dans cette démarche, que ce soit par la prise de potions, la pratique de curetage utérin avec des plumes ou des branches ou encore les chutes intentionnelles (90). Ce nombre important de textes permet ainsi de supposer que ces crimes étaient relativement fréquents.

Au VIIIe siècle, des pénitentiels francs punissait ainsi la prise de potions abortives par un jeûne au pain et au l'eau pendant deux ans (91).

Le concile de Worms de 868 considérait par exemple tout avortement volontaire comme un homicide, et des rapports de jugements montrent que les peines comprenaient des périodes plus ou moins longues de jeûne ou d'exil.

La loi salique (datant de l'époque mérovingienne soit entre les VIe et VIIIe siècles) punissait également le fait de donner une potion abortive à une femme enceinte par une amende de 62 sous, voire plus si la sorcellerie était utilisée pour rendre une personne stérile (15), témoignant de la volonté des gouvernements de protéger les fonctions reproductrices de la population.

La *Leges Alamannorum* (la loi des Alamans, un peuple de Germains annexé dans l'empire franc vers le IXe siècle) statuait quant à elle que si une femme était avortée et que le fœtus était de sexe masculin le prix à payer serait de 12 solidi, contre 24 solidi en cas de fœtus féminin (91).

Les décrets de Prüm en 906 fixaient ainsi les pénitences encourues par une femme avortant volontairement en fonction du terme de la grossesse : la coupable s'exposait à une peine d'un an d'excommunication si l'avortement était commis dans les quarante premiers jours de grossesse et avant l'animation du fœtus, mais si ce délai était dépassé alors cette femme était jugée pour homicide. Il était cependant compliqué de déterminer si une femme n'était plus enceinte à la suite d'un avortement volontaire ou en raison d'une fausse couche spontanée (18).

3.3.4. Exposition et infanticide

3.3.4.1. Une sélection des bébés

L'exposition et le meurtre des bébés étaient assez fréquemment pratiqués, le bien commun ne demandant pas que chaque enfant soit élevé. En effet les bébés faibles, déformés ou de sexe féminin risquaient de ne pas être assez productifs et de voler le pain des autres membres bien portants et rentables de la famille, comme le montrent les registres démographiques dans certaines régions tout au long du Moyen Âge, dans lesquels le nombre de déclarations de naissances de garçons dépassait de très loin celui des filles (comme à Florence de la fin du XIVe siècle au début du XVe siècle).

Toutefois comme pour le recensement des naissances d'enfants illégitimes mentionné plus haut, on ne peut garantir que toutes les naissances de bébés mort-nés ou décédés très jeunes aient été listées et les historiens admettent donc probablement sous-estimer le nombre d'enfants victimes de cette sélection non naturelle.

De plus, certains historiens comme Emily Coleman (XXe siècle) ont émis l'hypothèse que certains couples n'avaient sans doute pas hésité à faire passer leur nouveau-né tué à la naissance (que ce soit pour des raisons économiques, de genre de l'enfant, etc.) pour un mort-né afin d'éviter les représailles des autorités (91).

3.3.4.2. De nombreuses lois sanctionnant ces pratiques

L'abandon ou l'exposition d'un enfant étaient régulés par diverses lois : en Scandinavie, on pouvait exposer les bébés difformes ou féminins à condition de les baptiser avant ; chez les Frisons du IXe siècle, il était interdit de se débarrasser d'un bébé ayant déjà été nourri (91).

Pour réduire leur sentiment de culpabilité, mais aussi leur peine si leur crime était découvert, les parents abandonnant ou assassinant leur enfant pratiquaient souvent des cérémonies de pseudobaptême afin de protéger un minimum l'âme du petit sacrifié (21).

Le concile de Worms de 868 condamnait à mort les parents d'un enfant décédé dans des circonstances suspectes (de négligence des parents). Saint Louis, dans la France du XIIIe siècle, publia notamment des lois déclarant que, si la mort accidentelle d'un premier enfant était possible (en particulier étouffé entre ses deux parents dans leur lit même si ce mode de couchage était fortement déconseillé par les autorités), la mère dont un second petit décédait dans des circonstances accidentelles ou suspicieuses devait être remise à l'Église et brûlée ou enterrée vivante (aucune mention dans ces textes n'était toutefois faite sur la possible responsabilité ou le jugement du père) (42).

Comme pour les avortements, la peine pour les infanticides était en général allégée pour les femmes y recourant par manque de moyens, en raison de leur jeune âge, ayant déjà des enfants dépendants d'elles, ou si la mort de l'enfant était jugée accidentelle (22).

3.4. La grossesse

3.4.1. Diagnostic de grossesse

Divers signes étaient recherchés dans le but de déterminer si une femme était enceinte. Ce dernier terme était issu du terme latin *incicta*, ceinture, devenu *aceinte* en ancien français et faisant probablement référence au dénouement progressif de la ceinture autour de la taille des femmes gestantes à mesure que la grossesse progressait (23).

L'aménorrhée était en général associée au diagnostic d'une grossesse (41), mais on piquait parfois le doigt d'une femme pour faire couler son sang dans un verre d'eau. Si cette goutte décantait au fond du récipient, la femme était déclarée enceinte. Ce phénomène pourrait être basé sur l'élévation physiologique des facteurs de coagulation pendant la grossesse rendant le sang plus coagulable et donc plus dense (92). Une aiguille pouvait également être mise à reposer dans les urines d'une femme toute une nuit, et on recherchait l'apparition de points rouges sur le métal le lendemain. Des médecins décrivaient également d'autres signes, comme l'augmentation du volume mammaire (Arnaud de Villeneuve) ou encore le rougissement du visage (Barthélémy l'Anglais).

On pouvait donner aux femmes du mélicrat (connu également sous le nom d'hydromel, un mélange de deux cuillérées d'eau et d'une de miel (74). Si elles ressentaient des démangeaisons ou des douleurs péri-ombilicales après ingestion (selon la théorie d'alors que le miel pouvait boucher les veines et les nerfs), le test était jugé positif. Cependant cette technique était assez connue des femmes, et la plupart de celles souhaitant cacher une grossesse auraient pu répondre qu'elles ne sentaient pas l'effet recherché, sans qu'on puisse déterminer s'il s'agissait d'un mensonge de la part de ces femmes ou d'une inefficacité de ce test (23).

3.4.2. Durée de gestation

La durée d'une grossesse était très variable selon les sources. Le juriste britannique Bracton (1210-1268) la fixait par exemple à un an : une femme pouvait tout à fait accoucher prématurément, mais si elle dépassait le terme prévu d'un seul jour, que son mari était impotent, malade, frigide ou avait été absent plus d'un an avant la naissance, l'enfant était alors considéré illégitime. Beauvais quant à lui affirmait que la grossesse durait trente-neuf semaines et un jour, et qu'une naissance après ce délai était le signe de la bâtardise du bébé (42). Hippocrate calculait la durée totale de chaque grossesse en multipliant le terme d'apparition des premiers mouvements actifs fœtaux par trois (une grossesse où le fœtus s'animerait vers le soixante-dixième jour durerait 210 jours) (46). D'autres auteurs allaient jusqu'à déclarer qu'un mari décédé pouvait être le père d'un enfant né cinq, dix, voire soixante-douze ans après son trépas (18) !

Les théories des médecins de l'Antiquité sur la durée d'une grossesse étaient encore répandues (36). : un bébé né au cours du septième mois de grossesse aurait eu plus de chances de survie que celui né au cours du huitième mois de grossesse, car le chiffre 8, placé sous le signe de Saturne, était porteur de malheur (48). Cette planète causerait la personne née sous son signe d'être « de couleur foncée avec des cheveux plats et noirs, un visage tourmenté, fendu au talon [...] il est mauvais, très méfiant, malveillant, furieux, triste et de vie méchante […] »[26]. À l'inverse, le mois de janvier, sous l'influence de Jupiter, favorisait soi-disant la naissance d'enfants vigoureux et joyeux : « l'enfant né sous sa domination est de la plus belle nature, car il a été doté d'un beau visage, d'yeux clairs [...] Le tempérament de l'enfant est bon, honnête et modeste [...] miséricordieux, généreux, joyeux, vertueux et vrai dans sa parole » [27](74).

Le ventre de la femme gestante était souvent assimilé à un four, et un bébé né prématurément pouvait être considéré comme « mal cuit » ; dans le Forez et le Vivarais on disait qu'il « lui manquait un fagot » ; il promettait de ne pas être d'une intelligence très développée (17). Un enfant ayant dépassé son terme était, quant à lui censé naître avec un teint foncé et des cheveux noirs (65).

---

[26] Albert le Grand. *Women's secrets: a translation of Pseudo-Albertus Magnus's « De secretis mulierum » with commentaries.* New York, State university of New York press, 1992, p. 91.

[27] Albert le Grand. *Women's secrets: a translation of Pseudo-Albertus Magnus's « De secretis mulierum » with commentaries*, New York, State university of New York press, 1992, p. 92.

Enfin, selon de nombreux auteurs médiévaux, le dépassement du terme de la grossesse sans mise en travail était très probablement le signe d'une môle, une anomalie obstétricale caractérisée par la prolifération anarchique du placenta dans les premiers temps de la grossesse, avec un fœtus absent ou terriblement malformé, comme le mentionnent Guy de Chauliac ou Barthélémy l'Anglais (32) : « lui enfloit le ventre et apparoit en lui les signes de femmes grosses et quant vint aux termes des dix mois, elle ne désenfloit point, mais demeuroit en cet état par trois ans et à la fin elle mit hors une pièce de chair »[28].

3.4.3. Développement embryonnaire

3.4.3.1. Inspirations antiques

Sur le modèle de la pensée antique, la population médiévale pensait que les corps célestes jouaient un rôle bien particulier sur le développement de l'embryon et du fœtus.

Ainsi Saturne agissait en premier en favorisant l'implantation de la semence, puis Jupiter créait la première masse informe des membres, que Mars distinguait ensuite les uns des autres tout en créant la tête.

Le Soleil créait par la suite le cœur et animait le fœtus. Au cinquième mois, Vénus formait les cartilages, les os, les extrémités des membres et les caractères sexuels, et au sixième Mercure créait les phanères, les yeux et les organes de la voix. Au septième mois enfin la lune hydratait l'ensemble du corps (55).

Galien établissait quant à lui dans son *De semine* que certains astres avaient le pouvoir de changer la nature même de l'enfant à naître : ainsi une conception placée sous le signe d'une constellation animale (taureau, cygne, etc.) risquait de mener à la naissance d'un être mi-humain, mi-animal (74).

3.4.3.2. Théories du Moyen Âge classique

Les médecins de l'école de Salerne avaient la notion de règles anniversaires, et ils mirent progressivement au point des théories sur

[28] Barthélémy l'Anglais, *op. cit.*, livre 5, chapitre 49.

le développement embryonnaire et fœtal. Pour eux, les systèmes nerveux et squelettique se formaient vers sept mois de gestation et le fœtus était mature dès huit mois de grossesse.

Pour Barthélémy l'Anglais, la première phase de l'embryologie durait environ une semaine à l'issue de laquelle le produit de la conception avait une consistance semblable à l'écume ; la deuxième phase marquait l'apparition du cerveau, du cœur et du foie et durait environ neuf jours ; la troisième phase se déroulait sur douze jours au cours desquels les membres indistincts se formaient ; enfin au cours de la quatrième phase de dix-huit jours les membres se distinguaient les uns des autres (32).

Hildegarde de Bingen, quant à elle pensait que le fœtus se développait au sein du placenta (46), et que le sexe fœtal était déterminé par la plus grande vigueur de la semence maternelle ou paternelle (45).

3.4.4. Modifications du système sanguin pendant la grossesse

Les travaux des médecins antiques transmettaient l'idée que le sang des règles ne s'évacuant pas servait à alimenter le fœtus, mais risquait de remonter dans le corps de la mère et de lui causer diverses pathologies (15). Au XVe siècle, une croyance populaire voulait également que le sang des règles piégé dans l'utérus pendant la grossesse risquait de tuer le fœtus s'ils entraient en contact, ou à tout le moins de lui donner des taches cutanées de couleur rouge (angiomes, etc.) (57).

Ainsi des remèdes comme les ventouses et la saignée étaient prescrits, de préférence au cours de la pleine lune pour que cet astre attire le sang comme il attire les marées (27). Cette pratique était particulièrement prisée entre les troisième et quatrième mois de grossesse ou avant un voyage, car on redoutait que l'accumulation excessive de sang dans la matrice ne majore le risque de décollement de l'arrière-faix (35).

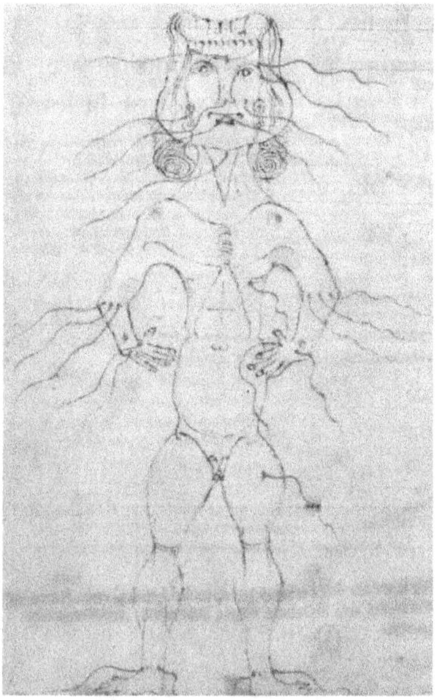

Figure 8 : auteur inconnu, les points de saignée,
tiré de *Recueil de traités de médecine*, France, fin XIIIe siècle (47)

Albert le Grand établissait la théorie suivante dans *Secreta mulierum* : « la première chose qui se développe est une certaine veine ou nerf qui perfore l'utérus et va de l'utérus jusqu'aux seins. Lorsque le fœtus est dans l'utérus de la mère, ses seins sont durcis, car l'utérus se ferme et la substance menstruelle s'écoule vers le sein. Ensuite, cette substance est cuite à feu blanc, et on l'appelle [...] le lait de femme. Après avoir été cuit de cette façon, il est envoyé par la veine jusqu'à l'utérus, et là, le fœtus est nourri avec sa nourriture appropriée et naturelle. Cette veine est le cordon ombilical » [29](74).

Selon d'autres auteurs, cette transmutation du sang en lait ne pouvait se faire qu'une fois l'enfant né et le cordon coupé. Galien théorisait que les veines alimentant l'utérus pendant la grossesse se dirigeaient après l'accouchement vers les seins pour que ce sang y soit « cuit » et se transforme en lait. Corbechon décrivait qu'après

[29] Albert le Grand. *Women's secrets: a translation of Pseudo-Albertus Magnus's « De secretis mulierum » with commentaries*. New York: State university of New York press, 1992. p. 109.

"que la femme a eu enfant [...] tout le sanc qui estoit en la marriz, il monte es mamelles par les conduis naturelz et la se blanchist par leurs vertus et prent qualité de lait" (« que la femme a eu son enfant [...] tout le sang qui est en la matrice monte aux mamelles par les conduits naturels et y blanchissent par leurs vertus et prend la qualité du lait »[30] (40).

3.4.5. Déterminer le sexe du fœtus

3.4.5.1. Intérêt social

La détermination du sexe du fœtus était un enjeu crucial de la grossesse : les garçons étaient toujours utiles, que ce soit au sein de la noblesse ou dans les milieux paysans pour aider leur famille, tandis que de trop nombreuses filles étaient difficiles à nourrir et à doter. Les fils étaient de plus les seuls descendants capables de pratiquer les rites de respect aux ancêtres, qui autrement risquaient de revenir hanter leur maisonnée après leur mort, tandis que les filles étaient destinées à rejoindre une autre lignée par le mariage. La différence de valeur des fils et des filles était particulièrement marquée lors de la rencontre du nouveau-né avec sa nouvelle communauté : pour les naissances de garçons, des félicitations à la mère et au bébé fusaient, tandis que pour les naissances de filles les visiteurs pouvaient prononcer des vœux très morbides (en Albanie, « faites qu'elle ne grandisse pas ») (84).

La volonté de savoir à l'avance le genre du futur bébé pourrait ainsi être perçue comme un moyen de mettre rapidement fin au développement d'un enfant qui représenterait un poids pour sa famille du fait de son sexe.

3.4.5.2. Signes cosmiques

La présence d'une étoile au-dessus de la lune au moment de la découverte de la grossesse (35), ou une conception pendant la lune croissante (dans le Vivarais (23)) étaient des signes annonciateurs d'un garçon.

---

[30] Corbechon, V., XXXIV, f. 81.

Au contraire dans le Lauragais la conception pendant la lune croissante favoriserait la conception d'une fille. Si une nouvelle lune brillait dans les cinq jours suivant le dernier accouchement d'une femme, le bébé suivant serait du sexe opposé. En Lorraine, une femme accouchant sous une pleine lune aurait un garçon, puis une fille pour ses prochaines grossesses (55).

3.4.5.3. Dextra et sinistra

Le côté droit (*dextra*) était associé depuis l'Antiquité à un fœtus mâle et le côté gauche (*sinistra*, ayant une connotation négative voire diabolique la plupart du temps) aux fœtus féminins. Les hermaphrodites quant à eux pouvaient notamment avoir été conçus à cause de la fécondation simultanée par la semence des deux testicules (16).

Ainsi, certains hommes n'hésitaient pas à ligaturer leurs propres testicules (conduisant parfois à leur castration) en fonction du sexe qu'ils souhaitaient éviter pour leur prochain enfant (35).

On pensait de plus que, pendant la grossesse, une femme ayant plus tendance à utiliser son côté gauche, dont le ventre gravide ou la poitrine se développaient surtout du côté gauche, dont le bébé bougeait plus du côté gauche, etc. devait sans doute porter un fœtus féminin, ainsi que décrit par Galien : « les fruits mâles sont du côté droit de la matrice et les femelles du gauche »[31] (63).

3.4.5.4. Autres signes

On pouvait également regarder la nuque de l'enfant précédant : si ses cheveux étaient implantés en pointe, le bébé suivant serait du même sexe que lui.

Si la mère aimait le vin et les tournois pendant la grossesse, elle aurait un garçon, et une fille si elle aimait coudre et écouter ou jouer de la musique. Dans le Languedoc, la femme enceinte pouvait planter une aiguille dans une branche de persil : s'il séchait, l'enfant serait de sexe féminin, et de sexe masculin si l'herbe restait fraîche (93).

Une coloration cutanée jugée saine, un ventre plus arrondi que pointu chez la mère (en Languedoc notamment) ou des envies de nourriture salée passaient pour annoncer la venue d'un garçon,

[31] Galien, *Amphorismes Ypocras*, Section V, 48, f. 132 Vb.

tandis qu'une femme attendant une fille risquait de ressentir des nausées très importantes, d'avoir de l'acné et autres tâches sur le visage, etc. (16).

De nombreux rites étaient de plus pratiqués afin de favoriser la naissance d'un fils, comme faire porter des couvre-chefs masculins à la mère, poser un jeune garçon dans le lit marital (84), ou faire manger des aliments salés ou de l'ail au mari avant la conception (55).

Pour Albert le Grand, les garçons étaient conçus le matin et les filles le soir (32). Il théorisait également que si le teint des femmes gestantes tendait plus vers le rouge, alors leur fœtus était de sexe masculin, car « une couleur rouge est le signe d'une grande chaleur, et s'il y a de la chaleur dans l'utérus, alors il y a suffisamment de puissance pour produire un mâle, et la femme se déplace légèrement parce que la chaleur est le début du mouvement » [32](74).

3.4.6. Alimentation de la femme enceinte

3.4.6.1. Un régime médiéval peu adapté

Il était difficile de s'alimenter de façon équilibrée à la période médiévale, d'autant plus pour les femmes enceintes. Les femmes pauvres avaient notamment du mal à trouver des aliments leur apportant de l'acide folique (menant à des troubles du développement du tube neural chez les fœtus), du calcium, etc. Seules quelques privilégiées avaient en effet accès à des produits laitiers régulièrement. Les autres femmes voyaient la qualité de leur lait diminuer et souffraient d'ostéoporose dès l'âge de trente ans ou de rachitisme. L'accès à la viande était très rare, et les réserves des autres sources de fer comme les graines ou les légumes s'épuisaient vite pendant l'hiver.

Ce régime principalement basé sur les graines ne favorisait pas non plus l'absorption des autres nutriments. À cela s'ajoutait l'épuisement progressif des réserves personnelles en nutriments des femmes à cause des grossesses rapprochées (18).

[32] Albert le Grand. *Women's secrets: a translation of Pseudo-Albertus Magnus's « De secretis mulierum » with commentaries.* New York: State university of New York press, 1992, ix+200, p. 123.

3.4.6.2. Recommandations autour de l'alimentation

Cette difficulté à se nourrir était de plus compliquée par un certain nombre de recommandations alimentaires autour de la grossesse et de l'allaitement. On indiquait aux femmes enceintes d'éviter les aliments salés et amers pour ne pas accoucher d'un bébé sans ongles ou sans cheveux, de consommer du chou (riche en folates, et recommandé, car il constituait un des symboles de la fécondité) pendant la période de conception et la grossesse pour avoir un bébé vigoureux.

On conseillait à celles qui en avaient les moyens de manger le plus de viande possible, mais en évitant les chairs faisandées qui passaient pour compliquer l'accouchement. On comprenait donc déjà l'intérêt de consommer de la viande et, d'une certaine mesure, le risque présenté par la consommation d'une viande avariée (35). L'anémie martiale maternelle et ses risques pour le couple mère-enfant devaient également être connus, puisque dans certaines régions (dans les Cévennes), on faisait boire aux femmes enceintes de l'eau infusée de clous rouillés et de limaille de fer.

D'autres croyances autour de l'alimentation étaient répandues, comme le fait d'éviter de manger du lièvre pendant la grossesse, car il donnerait un bec-de-lièvre ou des dents écartées à l'enfant, ou que consommer des fruits dédoublés (deux noisettes dans la même coque par exemple) était susceptible de faire naître des jumeaux (93). Les fromages à pâte molle quant à eux étaient déconseillés sur le prétexte que leur consommation entraînerait l'apparition de malformations chez le fœtus.

Le *Livre sur la Condition des Femmes* instruisait également de ne pas mentionner devant une femme enceinte des aliments lui étant interdits pour la durée de la gestation, ou indisponible en cette saison, afin d'éviter qu'elle ne développe des envies déraisonnables pour des aliments dont la consommation pourrait nuire au fœtus. Le *Régime du corps* d'Aldebrandin de Sienne (médecin italien du XIIIe siècle) comptait par exemple un chapitre intitulé « Comment la femme se doit garder quand elle est enceinte » (32).

3.4.6.3. Gavage et jeûne

Le mythe de la femme enceinte qui « mange pour deux », encore très présent dans nos sociétés actuelles malgré les risques pour la mère comme pour l'enfant, semble être né à cette époque, et jusqu'au XIXe siècle on a cru que les envies de grossesse devaient absolument être suivies, pour éviter que l'enfant ne naisse avec la marque de cette envie inassouvie, comme des tâches de naissance (35).

Les femmes enceintes étaient de plus exemptées de pratiquer le jeûne, voire devaient recevoir plus de nourriture pendant la gestation, dans plusieurs pays, comme en témoignent des textes juridiques comme la loi de Borgarthing au XIe siècle ou le code de lois Grâgâs (XIIe siècle, Islande) (31).

La théorie hippocratique selon laquelle le bébé choisissait de naître de lui-même en rompant la poche des eaux quand la nourriture (ou la chaleur) venait à manquer était encore appliquée, et des ouvrages comme *Livre sur la Condition des Femmes* conseillaient aux femmes gestantes de jeûner à l'approche du terme de la grossesse pour accélérer la mise en travail (41).

3.4.7. Porte-bonheurs ou porte-malheurs

3.4.7.1. Saints bienfaisants

Les femmes et les praticiens se tournaient fréquemment vers différents saints (18) : le Christ (considéré comme le meilleur des médecins par la foi chrétienne (41)), la Vierge Marie, etc.

Porter un ruban ayant touché la statue de Notre-Dame de la Délivrance, ou une ceinture faite d'un (prétendu) morceau du voile de Sainte Marguerite (certains étant encore vendus de nos jours dans des églises comme celle de Notre-Dame de la Daurade (35)) faciliterait l'accouchement et protègerait la mère et le bébé. En Italie, les femmes portaient d'autres amulettes, comme des sachets accoucheurs brodés de la mention « *Longezza di Nostro Signore Giesu Christo* » (« longueur de notre Seigneur Jésus Christ ») (9), ou des colifichets de couleur rouge (hérités de la Rome antique) pour empêcher ou diminuer les saignements à la naissance (15) (ce qui était au contraire considéré comme un risque de souffrir d'une fausse couche dans certaines régions (93)).

Les femmes proches de leur terme pouvaient aussi prononcer certaines prières spécifiques : pour prévenir les hémorragies : « Au nom du père que le sang cesse de couler. Au nom du Fils, que le sang s'arrête, au nom du Christ qu'il ne sorte pas davantage ». Des bougies bénies à la Chandeleur (jour des relevailles de la Vierge) étaient mises à brûler au cours de la grossesse et du post-partum, et des représentations des saints étaient suspendues au-dessus du lit pendant la grossesse et l'accouchement (84).

3.4.7.2. Faire attention à chacun de ses actes...

On évitait absolument tout ce qui pouvait évoquer un nœud. La future mère ne s'attachait en général pas les cheveux, ne portait ni liens, ni colliers, ni ceintures (sauf si celle-ci avait une signification religieuse), ou ne croisait pas les jambes de peur que le bébé ne meure étranglé par son cordon in utero. Elle devait éviter les situations stressantes, on lui interdisait ainsi la plupart du temps de venir aux enterrements (93).

Des amulettes composées de bezoards, pierres d'aigle, roses de Jéricho, peaux de serpent, etc. (23) étaient également portées. On évitait de préparer une naissance trop à l'avance : choisir tôt le nom et les affaires du bébé aurait encouragé le mauvais sort à frapper cet enfant avant même sa naissance, tout comme porter des vêtements de couleur vive ou sortir seule la nuit.

La perte des eaux risquait d'être déclenchée avant terme en jetant de l'eau la nuit (par analogie) ou à cause d'une toux intense (cette dernière étant encore aujourd'hui reconnue comme un facteur de risques de mise en travail et de rupture des membranes prématurés) (48), comme évoqué dans le corpus *Trotula* (32).

Marcher sur un chat pouvait rendre le fœtus hermaphrodite (peut-être en raison de la réputation magique, voire diabolique, de cet animal). Il fallait absolument éviter d'enjamber une femme enceinte par peur que le cordon ne s'enroule autour du cou de son enfant (ou à la rigueur, l'enjamber une deuxième fois en sens inverse pour contrer le mauvais sort) (55).

3.4.7.3. ...à chaque pensée, chaque regard

On pensait que toutes les émotions ressenties par la mère ou la vue de certaines personnes, animaux ou objets pouvaient entraîner des conséquences sur le bébé.

Voir des personnes atteintes de malformations physiques ou d'une extrême laideur portait le mauvais œil aux femmes enceintes et allaitantes, voire causait des malformations chez le bébé ; regarder la lune rendrait le bébé lunatique ; voir certains animaux risquait de causer certaines malformations particulières chez le fœtus (comme un bec de lièvre pour les femmes voyant cet animal).

La peur aurait mené à la naissance d'un bébé peureux ; se laisser aller à des accès de colère passait pour causer la rupture prématurée de la poche des eaux (48).

Les femmes enceintes avaient elles-mêmes la fréquente réputation de porter le mauvais œil, et on racontait qu'elles faisaient tourner le lait, changer le vin en vinaigre ou encore pourrir les récoltes (94).

3.4.8. Des protections sociales pour les femmes enceintes et leur bébé

3.4.8.1. Créer un ordre social

Au cours du Moyen Âge, de multiples lois ont donc vu le jour afin de notamment fixer une valeur nette à la vie de chaque individu, avec des résultats plus ou moins efficaces, puisqu'une partie de la population considéra pendant encore longtemps que prendre une vie en échange d'une autre était acceptable (13). Ces lois traduisaient une volonté d'accroissement démographique afin de compenser les mortalités infantile et maternelle importantes, ainsi que les pertes humaines causées par les guerres et les épidémies (14).

3.4.8.2. Divers codes de lois

Le système frison (*Lex frisonum*) au VIIIe siècle incluait notamment une compensation pour l'atteinte aux organes génitaux externes et aux fonctions reproductrices, tandis que les *Leges barbarorum* (lois des peuples germaniques créées entre les VIe et VIIIe siècles) et la loi salique en Gaule fixaient la valeur monétaire de chaque personne (le *wergeld*) en fonction de leur statut social et de leur sexe : ils représentèrent une protection relative pour les individus pendant des siècles (13).

Dans la loi salique, les vies des hommes libres de plus de douze ans et celles des femmes libres n'étant pas en âge de procréer (non pubères ou ménopausées) avaient une valeur de 200 sous (plus de 5 000 € en valeur moderne), alors que celles des femmes fertiles et des garçons de moins de douze ans libres atteignaient 600 sous. Les femmes enceintes, quant à elles, avaient une valeur de 700 sous en cas de grossesse avec un fœtus inanimé (pas encore de mouvements fœtaux, dont le début était fixé par la loi salique vers le quarantième jour de développement), de sexe féminin ou indéterminé, valeur qui pouvait atteindre 1 300 sous si le fœtus était de sexe masculin et déjà animé. Tuer quelqu'un était puni par le paiement de la valeur de son *wergeld* à sa famille.

D'autres lois médiévales mettent en évidence des déclinaisons de la loi salique dans le reste de l'Europe, comme chez les Wisigoths, les Bretons ou les Lombards (42).

La loi d'Henry II en Angleterre au XIIe siècle punissait les coups et blessures infligés à une femme enceinte s'ils conduisaient à la perte de son bébé par le paiement à la famille de la victime d'un demi-*wergeld* avant que le fœtus ne soit animé et d'un *wergeld* complet après les quarante premiers jours de son développement. Cette forme d'assurance individuelle resta en vigueur jusqu'au XIIIe siècle, puis commença à être remplacée par d'autres jugements au sein de tribunaux, comme la Cour Royale qui accueillait les affaires de félonie qui comprenaient les avortements provoqués par les coups et blessures infligés à une femme (18).

Au XIIIe siècle, les codes de lois *Fleta* et *Bracton* jugeaient que donner une potion abortive à une femme ou perturber les organes reproducteurs de quelqu'un relevait du meurtre. Cependant la *Fleta* n'autorisait les femmes à déposer elles-mêmes leur plainte pour la mort de leur enfant que si un certain nombre de conditions étaient remplies : si le fœtus naissait au moins trois semaines avant le terme prévu, dans les trois jours après que sa mère avait reçu les coups, et décédait dans les trois jours suivant sa naissance.

Le *Bracton* quant à lui interdisait tout bonnement aux femmes de porter plainte elles-mêmes par peur que certaines puissent avorter volontairement et tenter de le cacher. Un homme de leur famille devait le faire à leur place pour témoigner de leur bonne foi (29).

3.4.9. Traitements durant la grossesse

Le *Livre sur la Condition des Femmes* encourageait à pratiquer des massages du ventre gravide avec de l'huile afin d'en assouplir la peau.

Les œdèmes des membres inférieurs pouvaient être traités avec des massages de vinaigre ou d'huile de rose (95), en consommant de la grenade ou du coing, déjà prescrits par Pline l'Ancien (81), puis par Hildegarde de Bingen dans le cas de pathologies causant une rétention des liquides dans l'organisme (96). Selon des études récentes, ces trois derniers traitements pourraient en effet présenter des effets positifs sur le traitement de pathologies cardio-vasculaires, dont l'hypertension ou la diminution du retour veineux (48).

Pour éviter les fausses couches, la gestante pouvait notamment boire du vin mélangé à de la poudre de céleri sauvage (favorisant notamment la vasodilatation et la circulation sanguine (97)), de la menthe, de l'ail (pouvant être utilisé pour traiter l'hypertension artérielle (98)), du cresson (très riche en vitamines et favorisant l'immunité (99)), de la racine de garance (dont des études vantent les propriétés dans le traitement de l'anémie ou de l'accumulation de bile (76), du sucre, du zédoaire (capable de fluidifier le sang (100)), ou pratiquer des fumigations (odeurs agréables en haut et nauséabondes en bas pour retenir le fœtus dans le ventre maternel).

3.5. La naissance

3.5.1. Représentations

Les illustrations de femmes enceintes au début du Moyen Âge étaient rares. Des dessins figuraient notamment des corps féminins avec un ventre transparent permettant d'observer le fœtus (comme ceux d'Albert le Grand), et vers la même époque des statues de femmes enceintes avec un abdomen en cristal ou en verre pour montrer le fœtus in utero furent réalisées (16).

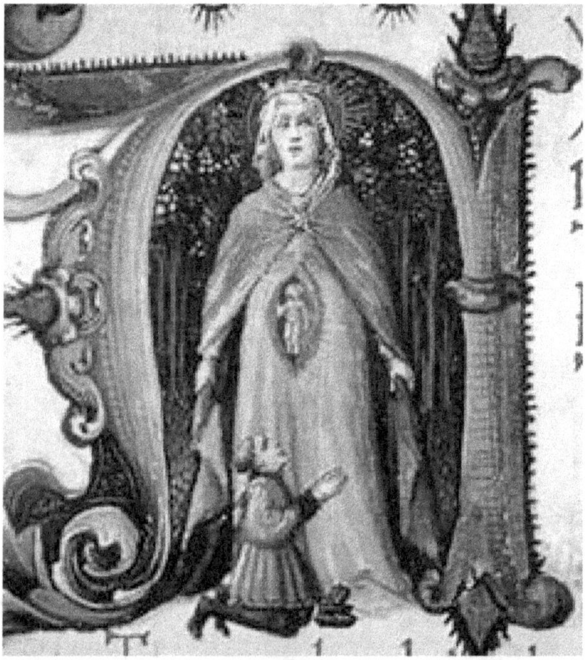

Figure 9 : auteur inconnu, *Marie au ventre ouvert*, livre de dévotion, Italie, XVe siècle (101)

On ne retrouve pas non plus beaucoup de représentations de la naissance au début de l'ère médiévale, et elles étaient principalement basées sur deux modèles, dont aucun ne prêtait d'attention particulière aux professionnels de santé présents (13). Celles qui nous sont parvenues ont probablement été dessinées par des médecins et chirurgiens n'ayant été témoins que de très peu de naissances, et sont donc d'une fiabilité douteuse (14).

Le modèle dit « antique » était dérivé des quelques représentations de naissances grecques remontant aussi loin que le VIe siècle av. J-C ou romaines, et a inspiré les illustrations d'ouvrages comme *l'Herbarium* au XIIIe siècle.

Le modèle chrétien était quant à lui fréquent dans l'hagiographie des saints ou dans les scènes de Nativité. Il décrivait la plupart du temps des naissances extraordinaires et miraculeuses, sans représenter les organes génitaux maternels ou le cordon. Il était donc difficilement utilisable pour construire une vision d'ensemble fiable des pratiques médiévales (9).

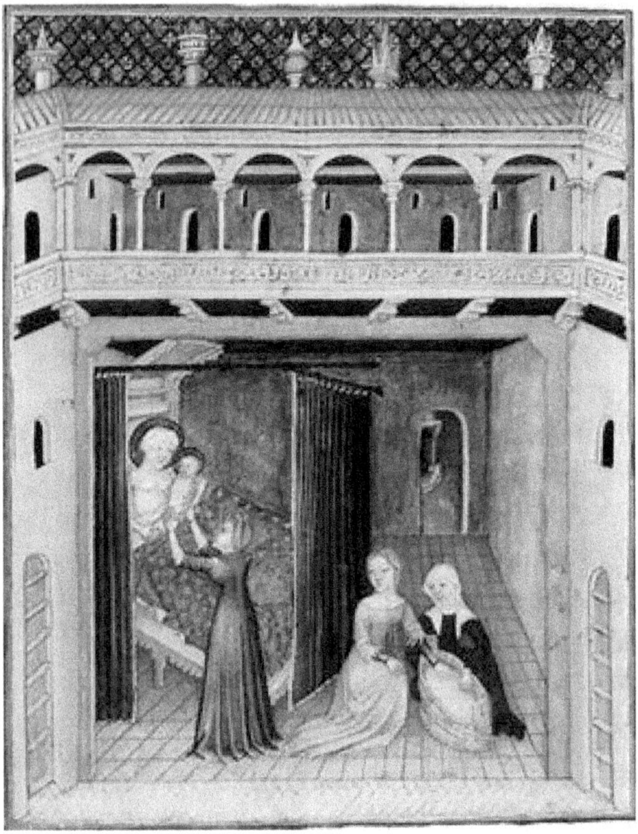

Figure 10 : auteur franciscain, Naissance de la Vierge,
Missale ad usum fratrum minorum, Milan, vers 1385-1390 (101)

Cependant certains ouvrages religieux, comme le Roman d'Alexandre (dont la première version date du IVe siècle et a été complétée et diffusée dans toute l'Europe pendant le Moyen Âge), comprennent des reproductions très précises de ce moment, alors que dans l'ensemble, le reste des images produites dans la chrétienté ne montrent que les instants juste avant la naissance (préparation du matériel, etc.), ou juste après la naissance, avec la mère de nouveau décente, et le nouveau-né lavé (22).

3.5.2. La place des hommes

3.5.2.1. Les professionnels de santé

Une idée largement répandue veut que les hommes, et en particulier les médecins, aient été presque totalement exclus des accouchements de l'Antiquité à la fin du Moyen Âge ; cependant des auteurs comme Monica Green s'opposent à cette notion radicale. Il est toutefois très probable que les praticiens masculins n'aient pour la plupart assisté qu'à l'accouchement de femmes de haute naissance, ou dans le cas des barbiers et prêtres, quand l'issue de l'accouchement était incertaine pour la mère ou son enfant.

Avant la fin du XIIIe siècle, on ne trouve que de très rares récits d'hommes au cours des accouchements en Europe de l'Ouest, malgré la publication de traités d'obstétrique par des médecins comme Taddeo Alderotti ou Guglielmo de Brescia. De forts doutes planent cependant sur un possible plagiat des travaux de femmes soignantes par ces auteurs (21). Des auteurs comme Guy de Chauliac écrivaient également que les femmes étaient bien assez compétentes pour gérer entre elles les accouchements.

Les sources traitant de la naissance ne rendent donc certainement que très peu compte de la réalité historique, et l'utilisation arbitraire de termes comme *obstetrix* (latin d'obstétrique), *Byrþ - þinen* ou *beorþor - þinen* (termes de l'ancien anglo-saxon qualifiant les personnes de différentes professions et genres aidant les femmes à accoucher), etc. ne permet pas de déterminer clairement le genre de ces personnes, ou même s'ils étaient des professionnels formés ou de simples aides (93).

Des textes de loi comme le *Placitorium abbrevatio*, un texte législatif anglais du XIIIe siècle, permettent de supposer que, dans la majorité des cas les hommes n'étaient pas présents au moment de l'accouchement. Ce texte en particulier fixait ainsi qu'un enfant ne pouvait être considéré comme né vivant que si son cri avait pu être entendu par plusieurs témoins, puisque les femmes présentes ne pouvaient témoigner devant une cour, et que les hommes, étant hors de la chambre, ne pouvaient avoir de confirmation visuelle rapide (13).

3.5.2.2. Les pères

Les pères étaient également très peu présents auprès de leurs épouses en travail, leur présence était globalement mal vue au cours de l'ère médiévale. Pierre de Fontaines écrivit notamment en 1253 qu'un homme n'avait pas sa place auprès de son épouse au moment de l'accouchement, et des textes religieux et de fiction de l'époque témoignaient d'un sentiment de honte et d'impudeur pour les hommes voyant leur femme au moment de l'accouchement et durant les heures voire les jours suivants.

Dans les milieux paysans, ils n'étaient appelés en général qu'en cas de dystocie, où leur force physique et leurs connaissances en vêlage pouvaient se montrer utiles. Leur participation s'avérait cependant, dans un grand nombre de cas, très délétère et traumatique pour leurs épouses (lésions obstétricales, hémorragies, infections, etc.), comme en témoignent un nombre croissant de lois en Allemagne entre la fin du Moyen Âge et la Renaissance interdisant la pratique par des bergers et des bouviers au cours de l'accouchement de manœuvres utilisées sur leurs animaux (16).

3.5.3. Préparer l'accouchement

3.5.3.1. Aide de la communauté féminine

En général la femme médiévale européenne accouchait chez elle dans la pièce unique et près du feu, voire dans l'étable pour profiter de la chaleur des bêtes (14). Il a fallu attendre le XIIe siècle pour assister à l'apparition des premières « maternités » pour les indigentes, comme à Montpellier, où les femmes pouvaient ensuite abandonner leurs enfants sur place (53), et les divers Maisons-Dieu, Hôtels-Dieu, etc., où des médecins, infirmières (du latin *infirmus*, faisant référence aux infirmes et aux malades), apothicaires, chirurgiens et sages-femmes pouvaient collaborer pour délivrer les soins (27).

L'accouchement médiéval était dans la majorité des cas un événement social où de (trop) nombreuses femmes se rassemblaient : selon l'adage de l'époque, « quand vient à l'enfant recevoir :

il faut la sage-femme avoir et des commères en grand tas ! »[33] (51). Ces « co-mères » ou « commères », souvent représentées sur les dessins de la Nativité (13), faisaient partie de l'entourage de la parturiente (famille, amies ou voisines) et venaient apporter leur aide.

Elles calfeutraient la pièce pour éviter le refroidissement de la mère, éloigner les mauvais esprits et les regards indiscrets et y faisaient brûler de la chaux pour repousser le mal, au risque de transformer l'endroit en enfumoir et de faire s'évanouir la mère (57). Elles dénouaient soigneusement tous les nœuds de la maison (les rideaux, les colliers et ceintures ou ceux dans les cheveux de la parturiente) pour éviter de retarder la naissance et que le cordon du fœtus ne s'enroule autour de son cou.

Selon la localisation (et la densité de population) du domicile de la patiente, elle pouvait être assistée par une véritable sage-femme expérimentée ou par une simple « bonne mère », ventrière ou matrone (une femme ayant pour seule expérience d'avoir accouché elle-même plusieurs fois ou ayant assisté les femmes de sa communauté dans leurs couches) (65).

3.5.3.2. Outils habituels

Le matériel était sommaire : des langes, de quoi couper le cordon, un chapelet, diverses herbes, certains éléments nécessaires pour pratiquer des rituels propres aux régions, comme différentes amulettes portées par la parturiente et censées la protéger elle et son bébé (16), comme les *Agnus Dei*, médaillons de cire bénis par le pape et placés sous l'oreiller des parturientes, ou encore de l'eau bénite pour pratiquer un baptême d'urgence si nécessaire (35).

Les professionnels de santé (sages-femmes, chirurgiens-barbiers, etc.) expérimentés amenaient en général leurs propres outils spécialisés.

---

[33] Boissou Catherine. *Histoire de l'antisepsie à l'accouchement : de l'Antiquité à nos jours*. [S.l] : s.n., 2004, p. 47.

3.5.4. Positions

Les positions d'accouchement variaient selon les régions, la mère pouvant être installée dans son lit, agenouillée ou debout. Elle pouvait également être soutenue physiquement par ses aides et installée sur le tabouret d'accouchement, dont la forme en Y a très peu évolué depuis la période antique (14). Il était transporté par les sages-femmes aux accouchements auxquels elles assistaient, et était censé permettre à la parturiente de mieux respirer, et à la sage-femme de pouvoir se positionner entre ses genoux pour appliquer diverses potions et réceptionner le bébé dans un lange (16).

Au cours du bas Moyen Âge, de plus en plus de représentations d'accouchement par voie basse figurèrent les femmes positionnées dans la position gynécologique que nous connaissons aujourd'hui. Les descriptions textuelles attachées à ces images mentionnaient déjà la plus forte sollicitation du périnée causée par cette position, qui était toutefois balayée la plupart du temps au profit de la facilitation de l'intervention des aides à l'accouchement (21).

3.5.5. Manœuvres et pratiques

3.5.5.1. Techniques et potions du haut Moyen Âge

Différentes techniques étaient utilisées dans le but de faciliter le travail et l'accouchement, avec l'utilisation de techniques hippocratiques comme la succussion ou les fumigations (des odeurs agréables étaient diffusées près des voies génitales tandis que d'autres, nauséabondes, étaient approchées des voies aériennes de la mère).

Les percussions abdominales, les éternuements provoqués avec du poivre ou de l'ellébore (18), faire s'agenouiller la femme en hyperflexion (28), la faire marcher ou monter les escaliers (65), ou encore l'élargissement forcé du col grâce à divers instruments était également monnaie courante (102).

Pour ramollir et lubrifier les parties molles au niveau du périnée, la femme enceinte pouvait s'agenouiller au-dessus d'un baquet d'eau fumante, être massée avec du beurre, de l'huile d'amande douce, de la graisse d'oie, de la cannelle ou de la dictame selon ses moyens (57), ou avoir des relations sexuelles à l'approche du terme (14).

Des végétaux comme la coriandre, le jus de mandragore, ou l'ergot de seigle (reconnu aujourd'hui comme un puissant alcaloïde aux propriétés utérotoniques) ; des potions diverses (mélanges de viscères de colombes, d'œufs de fourmis et de cheveux de vierge) ; ou des rituels tels qu'égorger un oiseau devant les organes génitaux de la parturiente en Finlande (35) ; porter une « pierre d'aigle » (*aétite*) pendant l'accouchement pour attirer le bébé dehors (à retirer absolument après la délivrance pour éviter les hémorragies du post-partum (57)) ; ou encore agiter un bâton au-dessus de la tête de la mère pour effrayer l'enfant in utero passait également pour faciliter le travail.

3.5.5.2. Apports du Moyen Âge classique

Le *Trotula major* transmet des descriptions très précises des procédures de suture des déchirures du périnée compliqué (lorsqu'il y a une atteinte de la muqueuse rectale et une rupture du sphincter anal.) : « il en est pour qui la vulve et l'anus deviennent un seul trou et un seul canal… On coud la déchirure entre l'anus et la vulve en trois ou quatre points du fil de soie » [34] (51). Il y était ensuite recommandé d'appliquer un pansement de lin sur la plaie pendant sept à huit jours et de s'abstenir de prendre des bains pendant quelques semaines (32).

Albert le Grand quant à lui n'était pas aussi détaillé dans la technique de suture, il décrivait cependant le prolapsus utérin (souvent causé par l'atonie du segment utérin juste après l'accouchement) et les lésions cervicales : « parfois, lors de l'accouchement, il y a une rupture de la vulve jusqu'à l'anus, de sorte que ces deux ouvertures ne font plus qu'une. Dans ce cas, les sages-femmes expérimentées utilisent un certain onguent, en le frottant sur la vulve, et repoussent habilement l'utérus, car l'utérus est souvent lésé et blessé dans la vulve. Il est donc nécessaire que les femmes qui aident à l'enfantement soient habiles et expertes dans leur travail »[35] (74).

---

[34] Boissou Catherine. *Histoire de l'antisepsie à l'accouchement : de l'Antiquité à nos jours,* 2004, p. 54.

[35] Albert le Grand. *Women's secrets: a translation of Pseudo-Albertus Magnus's « De secretis mulierum » with commentaries.* New York: State university of New York press, 1992, p. 107.

Trotula décrivait également la prise en charge d'hémorragies du pré ou post-partum (globalement en utilisant les mêmes recettes que celles visant à diminuer les menstruations trop importantes) (48).

Le *Livre sur la Condition des Femmes* fournissait de plus un certain nombre de pratiques obstétricales permettant de mettre un bébé dans une position favorable (comme la description de la manœuvre de version interne effectuée par la sage-femme), de délivrer un bébé resté dans une présentation dystocique ou mort-né (mélanges de rue, d'armoise, de cèleri de poivre noir, du beurre ou du fromage, ou en lui faisant porter une ceinture en peau de serpent, en pensant qu'elle se délivrerait ainsi du fœtus aussi facilement que cet animal se défait de sa peau (57)), ou d'accélérer le travail grâce à diverses potions émétiques ou causant l'éternuement, ou des fumigations (48).

Ce manuscrit listait aussi diverses causes de dystocie (et de difficultés à concevoir) : l'obésité, la maigreur ou l'affaiblissement extrêmes, un temps froid (qui rétrécirait les voies génitales pour la conception ou l'accouchement), un fœtus décédé in utero (et qui ne pourrait plus assister sa mère depuis l'intérieur), etc. (55).

Le recueil *Maladies de Femmes* (*De passionibus mulierum*), également attribué à Trotula, présentait quant à lui des illustrations de plusieurs présentations dystociques et de scènes de naissance, plus réalistes et utiles aux praticiens de l'époque que celles figurant dans les livres médicaux et religieux antérieurs. Cependant cette œuvre proposait assez peu de techniques et remèdes visant à faciliter le travail, et se contentait de prescrire quelques techniques comme la succussion ou les éternuements provoqués (48).

Les professionnels de santé avaient encore du mal à expliquer les facteurs d'entrée en travail. Guibert de Nogent au XIe siècle théorisait ainsi que le fœtus pouvait choisir de remonter dans le ventre maternel pour repousser le moment de sa naissance, et Hildegarde de Bingen pensait que le bébé naissait uniquement quand il le désirait (46).

Dans sa *Grande Chirurgie*, Guy de Chauliac décrivait des causes de travail difficile (présentations autres que céphaliques, naissances multiples), des onguents pour assouplir le col, des techniques pour extraire un bébé décédé in utero, la poussée en respiration bloquée, des recommandations pour les naissances gémellaires, ou encore l'embryotomie. Il déclarait également que les naissances au cours desquelles les fœtus se présentaient face vers le sol (dans la position occipito-pubienne préférée aujourd'hui) se déroulaient en général plus simplement (103).

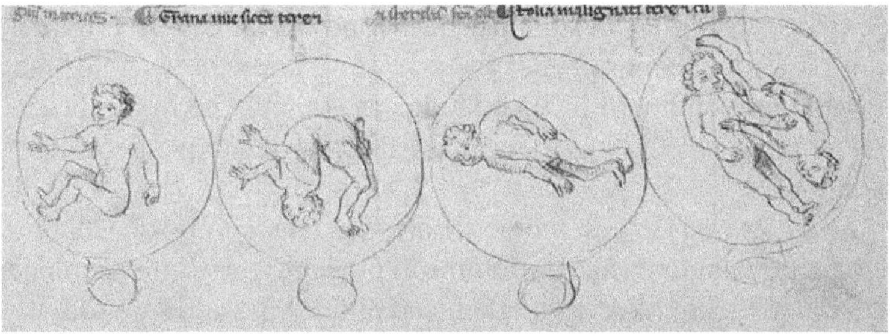

Figure 11 : auteur inconnu, représentations des mauvaises positions du fœtus dans l'utérus, *Collection de traités médicaux*, Nord de la France, deuxième moitié du XIIIe siècle (47)

Dans le même registre, Valescus de Tarente avait acquis une certaine expérience clinique et associait les hypocinésies de fréquence et les contractions plus fortement ressenties dans le dos (fréquemment associées à la présentation fœtale en occipito-sacré, plus défavorable pour la dilatation cervicale aussi bien que pour la progression et l'expulsion du bébé) au cours du travail à un mauvais pronostic obstétrical (32).

Pour les cas où le travail s'éternisait, Arnaud de Villeneuve prescrivait un mélange de graines de dactylis et de vin ou de vin blanc et de poudre de marris de lièvre

Bernard de Gordon écrivit aussi sur le déroulement d'une naissance par voie basse physiologique selon lui, c'est-à-dire par présentation céphalique uniquement, au terme de sept à dix mois. Toute situation ne remplissant pas ces critères rentrait selon lui dans le domaine de la pathologie. Il théorisait que la parité ou l'âge des patientes pouvaient jouer un rôle dans le déroulé du travail, car « les femmes qui ont accoutumé à enfanter enfantent plus à l'aise que celles qui ne l'ont pas pour acoustumance, et aussi pource que les passages sont plus larges »[36], au contraire de situations où « que la femme estoit pucelle et qu'elle a conceu devant treze ans »[37] (32). Il décrivait également les causes extrinsèques (une sage-femme

[36] Bernard de Gordon, *op. cit.*, livre 7, chapitre 16.
[37] Bernard de Gordon, *op. cit.*, livre 7, chapitre 16.

incapable, la constipation de la mère, une naissance prématurée, une cause placentaire ou funiculaire, etc.) et intrinsèques de travail difficile (grossesse chez une femme trop jeune, obèse, angoissée, dont la matrice est trop sèche ou étroite, si le fœtus est macrosome, fragile, décédé, mal positionné, malformé ou en cas de grossesse multiple), ou encore des moyens pour déterminer si un fœtus était mort in utero comme l'haleine fétide, les douleurs péri-ombilicales, la fièvre et la pâleur de la mère, et à l'absence de mouvements actifs fœtaux (21).

Dans le cas de ces morts fœtales in utero, Guy de Chauliac signalait également que les femmes voyaient leurs seins diminuer de taille assez rapidement, et il prescrivait des pessaires de rue (aux propriétés abortives et emménagogues), de myrrhe (utilisée depuis l'Antiquité comme abortif) (104) et de castoréum (connu pour déclencher les avortements et diminuer la fièvre) (105), ou il indiquait de pratiquer une amniotomie.

Trotula, quant à elle, faisait boire du jus de poireau tiède mélangée avec du laurier, de la centaurée et de la fougère. En dernier recours, elle prescrivait aux sages-femmes de pratiquer la succussion d'aller chercher le fœtus manuellement (32).

3.5.5.3. La naissance au bas Moyen Âge

L'accouchement par voie basse au bas Moyen Âge avait très peu évolué par rapport aux siècles précédents. De nouveaux remèdes s'ajoutaient à la liste préexistante, les simples étaient toujours administrées conjointement avec des méthodes issues de théories médico-magiques visant à faciliter l'accouchement.

Les parturientes pouvaient notamment boire de l'hysope (ayant au mieux des propriétés antiasthmatiques et expectorantes, au pire une concentration dangereuse en cétones (81)) infusée dans de l'eau ou du vin et ayant reposé dans un récipient gravé d'un *pater noster* (106). Le décollement manuel des membranes au pôle inférieur de l'œuf par les professionnels de santé, la succussion, les massages du col utérin, la rupture artificielle des membranes à l'ongle ou au couteau (selon Valescus de Tarente), ou encore suspendre des langues de caméléon au-dessus de la mère (Johannes de Cuba, herboriste et médecin allemand au XVe siècle) étaient régulièrement pratiqués par les soignants afin d'accélérer la mise en travail.

Les risques pour les mères et leurs bébés restaient élevés, puisque des études démographiques sur la fin du Moyen Âge ont pu montrer que la mortalité maternelle en couches atteignait environ 20 %, la plupart du temps en raison d'infections puerpérales. Un enfant recensé sur cinq en moyenne mourrait avant ses deux ans (106), malgré les débuts de l'institutionnalisation progressive de l'accouchement en Europe (53).

3.5.5.4. La manœuvre de version interne

Les sages-femmes pouvaient pratiquer elles-mêmes la version interne (attribuée à Soranos d'Éphèse et décrite dans ses travaux dans le but de l'enseigner aux praticiennes (21)) si le bébé était dans une position autre que céphalique. Elles devaient alors introduire leur bras nu et graissé dans les voies génitales de la parturiente, puis attraper ce qu'elles pouvaient de l'enfant, au risque de le blesser lui ou sa mère (35).

Cette idée que la présentation céphalique était la seule position naturelle fut théorisée et propagée par Hippocrate, qui affirmait que le fœtus adoptait la présentation occipito-sacrée dès le septième mois de gestation. Ce médecin décrivait tout de même des techniques en cas de relèvement des bras en avec la version au passage des épaules pour les accouchements par le siège, tandis que Soranos d'Éphèse prescrivait la version dès le passage des pieds.

On pense que l'expression « sortir les pieds devant » viendrait de cette idée qu'un bébé se présentant par les pieds avait peu de chances de naître en vie, et pouvait représenter un danger important pour la santé de sa mère (48). Certains considéraient même que les personnes nées en siège seraient mauvaises par nature à l'âge adulte (84).

3.5.5.5. En dernier recours

Les difficultés obstétricales étaient très fréquentes, notamment à cause des bassins maternels déformés par les différentes carences et les grossesses chez les femmes trop jeunes (14). La sage-femme était tenue d'appeler un prêtre pour les saints sacrements de la mère, tandis qu'elle se chargeait de ceux du fœtus.

Elle devait également envoyer chercher un chirurgien-barbier pour tenter de sauver la mère en tuant l'enfant in utero par embryotomie, écrasement ou perforation de la tête fœtale. Ces techniques laissaient la plupart du temps la mère mutilée, en état de choc, et augmentaient exponentiellement le risque d'hémorragie ou d'infection (notamment la fièvre puerpérale, surnommée la peste noire des mères) et donc de mortalité maternelle.

3.5.6. Accoucher dans la douleur

3.5.6.1. Une punition divine

Dans la Rome antique, on prétendait que la déesse Eleutho punissait le manque de chasteté des femmes gestantes par des douleurs lors de l'accouchement. C'est probablement de cette croyance que dérive la valorisation de ces douleurs par l'Église chrétienne, soi-disant pour expier le péché originel commis par Ève.

Les textes sacrés, notamment la Genèse (« aux femmes il dit, j'intensifierai vos douleurs pendant la grossesse, vous accoucherez de vos enfants dans la douleur »[38] (15)), traduisaient ainsi un manque d'intérêt pour l'analgésie pendant l'accouchement (17). La chrétienté pensait même que les cris poussés par les parturientes permettaient de chasser les mauvais esprits, contrairement à d'autres ethnies où montrer sa souffrance est un signe de déshonneur pour la famille de la mère comme au Togo et dans certaines communautés d'Asie (16).

3.5.6.2. Soulager les patientes

Certains étaient cependant opposés à cette idée, comme Saint Augustin qui était convaincu que nul ne devait souffrir inutilement. Le « mal joli » resta malheureusement une source de désintérêt pour la majorité de la communauté médicale médiévale pendant des siècles.

On retrouve toutefois des recettes et pratiques visant à réduire les douleurs de l'enfantement dans certains textes médicaux : ingérer du pavot ou des graines de coriandre (reconnus aujourd'hui comme des antalgiques), de l'alcool, du lait d'ânesse, de l'eau de rose, de

---

[38] *Genèse*. 3 : 16.

l'Artemisia, de l'achillée (possédant des propriétés anti-inflammatoires), de la valériane (reconnue pour son effet sédatif à l'époque moderne (107)), voire du lait humain (18) (de récentes études ont théorisé que ce dernier pourrait en effet jouer un rôle dans la régulation de la douleur via l'action de médiateurs lipidiques prorésolvants), ou de substance toxiques comme la ciguë, l'aconit, la belladone (108) ou encore la mandragore aux propriétés hallucinogènes (27).

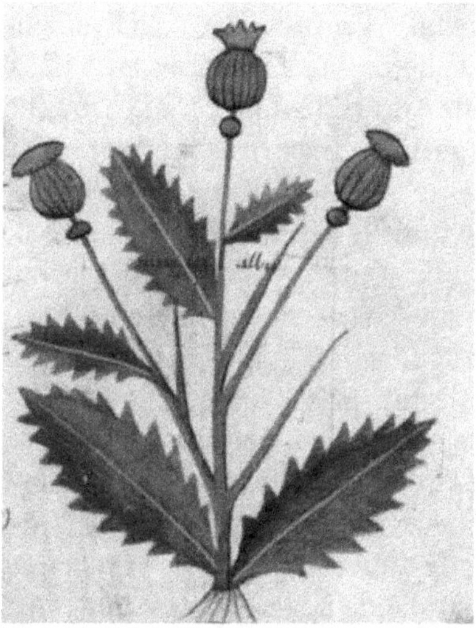

Figure 12 : Matthieu Plaetarius, représentation de pavot, *Traité des simples médecines*, 1425-1450 (47)

3.5.7. La césarienne

3.5.7.1. Au haut Moyen Âge

Les textes de médecine grecque font très peu de références à l'accouchement par césarienne malgré des mentions de cette opération dans la mythologie grecque comme Dionysos ou Asclépios (tous deux nés après le décès de leurs mères Sémélé et Coronis) (109). En revanche, la *Lex caesarea* romaine (du latin *caedere*, couper) (21) décrétait dès le VIIIe siècle avant notre ère que nulle femme enceinte décédée proche de son terme ne pouvait être inhumée si on n'avait pas essayé de sauver son enfant en la césarisant post mortem, afin de sauver un maximum d'enfants dans un objectif de croissance démographique constant (30).

Au haut Moyen Âge dans l'Europe chrétienne, la *sectio in mortua* (césarienne pratiquée sur patiente décédée) était recommandée dans plusieurs textes de loi (le *Corpus juri civilis* du VIe siècle entre autres) si on pensait que le fœtus était encore en vie afin de tenter d'au moins effectuer son baptême (110).

On retrouve cependant très peu de mentions de césariennes au cours du haut Moyen Âge, presque exclusivement dans des hagiographies comme celle de saint Wulfram au VIIIe siècle. Ce dernier aurait incisé le ventre d'une femme dont le bébé était décédé in utero pour pouvoir extraire le petit corps, et refermé en ne laissant qu'une mince cicatrice à sa patiente. Il a fallu attendre le Moyen Âge classique avant de trouver des mentions de naissance par césarienne post mortem, puis la toute fin de l'ère médiévale pour que cette opération soit pratiquée sur une patiente vivante.

Dans un autre récit saint, le médecin et évêque Paul de Merida (Lusitanie, VIIe siècle) pria Sainte Eulalie de lui accorder sa bénédiction, grâce à laquelle il parvint à extraire le corps d'un bébé décédé dans le ventre de sa mère. Dans ce dernier miracle, le prêtre instruisait la femme miraculée et son époux qu'ils devaient dès lors s'abstenir d'avoir de nouveaux rapports sexuels, car toute grossesse aurait été à coup sûr fatale à la césarisée. Cette histoire suggère que les praticiens du début du Moyen Âge avaient peut-être déjà une connaissance des risques présentés par la césarienne, l'utérus cicatriciel en particulier. On peut alors se demander comment ces praticiens avaient pu comprendre de tels phénomènes dans une société où on ne retrouvait alors aucune mention de césariennes pratiquées sur des patientes ayant survécu à l'intervention (102).

3.5.7.2. Au Moyen Âge classique

Plusieurs arrêtés dont celui de l'archevêque Odon de Sully en 1196 ordonnèrent au Moyen Âge classique la réalisation systématique de la césarienne par la sage-femme, le médecin, le chirurgien-barbier, voire dans certaines situations un bourreau (51) (selon les personnes sur place au moment des faits (53)) en cas de décès de la mère en pré et périnatal, uniquement si on supposait que le bébé était encore vivant (28). Il était ainsi souvent interdit d'enterrer une femme enceinte dont le bébé n'avait pas été extrait, mort ou vif, de son corps sans vie.

Si l'enfant était déjà mort après la réalisation de l'opération, il était inhumé loin de sa mère, hors du cimetière puisqu'il n'avait pas eu l'occasion d'être baptisé. On suppose que ce risque de priver la dépouille de bébés de la protection d'une terre consacrée en les arrachant au ventre de leur mère décédée (en effet, en cas de décès supposé des deux, l'enfant était laissé in utero, et ils étaient enterrés ensemble au cimetière) a poussé un certain nombre de praticiens à ne pas pratiquer de césarienne post mortem étant donné le peu de chances d'extraire l'enfant en vie (21). Cependant, dans le cas où l'enfant n'était pas extrait du corps de sa mère et n'avait pas été baptisé, on retrouve des mentions de pratiques post mortem effectuées lors des funérailles : dans certaines régions on pensait que le bébé non baptisé acquérait une nature maléfique, et contaminait le corps de sa mère même après leur décès, il arrivait donc fréquemment que la défunte soit transpercée d'un pieu avant sa mise en terre afin que ni elle ni son enfant ne puissent revenir tourmenter les vivants[39] (111).

Le concile de Canterbury en 1236 précisait qu'il fallait maintenir la bouche de la femme décédée ouverte au cours de l'extraction de l'enfant suivant la théorie hippocratique que le bébé est oxygéné via les voies respiratoires de sa mère. Il y était également conseillé aux sages-femmes d'être formées à la réalisation du baptême d'urgence et d'avoir à portée de main tous les éléments nécessaires à sa réalisation au moment de l'accouchement (30).

Cette règle édictée par l'Église traduisait moins une volonté de faire survivre ce bébé que de protéger l'âme immortelle de l'enfant en le baptisant avant sa mort très probable au cours ou peu de temps après l'opération.

Le nombre de bébés survivant à cette opération étant assez faible, on attribuait aux miraculés une destinée soi-disant extraordinaire, comme dans le cas de Jules César, encore aujourd'hui présenté à tort comme un des premiers bébés nés par césarienne (16). Ils étaient appelés les « non-nés », les « fortunés », ou encore les *nonnatus* (notamment St Raymond Nonnatus au XIIIe siècle, nommé patron des femmes enceintes, des accouchements et des nouveau-nés).

[39] Burchard de Worms, article 180, Xe siècle.

L'ouvrage *Les faits des Romains* (1213-1214 comporte une illustration de ce mémorable fait, titré *La naissance de César*.

Malgré ces différentes lois, on ne retrouve que peu de cas de *sectio in mortua* avant la Renaissance, et la césarienne sur femme vivante n'était toujours pas tentée. Des auteurs comme Trotula et Thomas d'Aquin considéraient en effet que le mal ne devait pas être commis pour accomplir le bien, et qu'il était préférable de laisser un bébé mourir que de sacrifier sa mère. Ces deux auteurs acceptaient cependant que la césarienne post mortem soit pratiquée (21).

3.5.7.3. La césarienne au bas Moyen Âge

Au XVe siècle, les autorités chrétiennes exigèrent de plus en plus que les césariennes sur des parturientes mortes comme vives soient pratiquées afin d'augmenter les chances de pouvoir pratiquer sur les nouveau-nés un baptême complet par un prêtre expérimenté, plutôt qu'une version dégradée et en urgence par les professionnels de santé présents au moment de la naissance.

Des lois allemandes vers 1480 imposaient ainsi aux sages-femmes de pratiquer elles-mêmes cette opération en urgence sur les femmes enceintes mourantes si aucun chirurgien ne pouvait arriver sur place assez rapidement. Cependant si les premières césariennes étaient pratiquées par le professionnel de santé le plus proche au moment des faits, au cours du bas Moyen Âge les sages-femmes ont été de plus en plus fréquemment dépouillées de leurs attributions et mises à l'écart de cette intervention au profit de l'intervention des chirurgiens. Les membres de cette confrérie, reconnaissables dans l'iconographie médiévale grâce à leur robe longue, purent profiter grâce à leur rôle dans la gynécologie et l'obstétrique d'une amélioration de leur rémunération et de leur statut, comme en témoignent les vêtements de plus en plus luxueux portés par ces praticiens sur les illustrations au fil du XVe siècle.

Ainsi, les sages-femmes passèrent dans la plupart des iconographies de césariennes de professionnelles dynamiques et compétentes au XIVe siècle à de simples aides, souvent à la limite de la passivité, sur la plupart des représentations du siècle suivant (21).

Avec l'augmentation importante du nombre des dissections humaines, à partir du XIVe siècle des auteurs décrivaient de façon de plus en plus détaillée la césarienne post mortem et ses modalités.

Guy de Chauliac indiquait de prier Saint Césaire de guider la main de l'opérateur puis d'inciser avec un rasoir incurvé (21) le côté gauche de l'abdomen (16). Selon lui, il y avait en effet plus de place de ce côté-ci en l'absence du foie : il s'agit de la première prescription du site et de la procédure d'incision dans le cadre d'une césarienne, toutes époques confondues.

Les illustrations de l'opération, en particulier celles de Pierre d'Argellata (élève de Guy de Chauliac) dans sa *Chirurgica*, devinrent de plus en plus détaillées, ainsi que les sites et types d'incision (environ la longueur d'une main sur le côté gauche de la mère jusqu'à son pubis), les sutures au fil de soie et à l'aiguille, et les soins à appliquer pour favoriser la rémission comme des emplâtres d'œufs et d'argiles sur la plaie et l'administration d'un mélange de vin et de salsifis favorisant le système immunitaire à la mère dès que possible. Les aides opératoires mises à contribution étaient également décrites, elles maintenaient les bords de la plaie pour permettre au chirurgien d'extraire le fœtus de ses mains huilées, en repoussant les entrailles maternelles. Cependant d'autres détails essentiels comme le cordon n'étaient guère dessinés.

Il a fallu attendre les environs de 1500 pour que la première césarienne pratiquée sur femme vivante soit relatée (42). Elle aurait été réalisée par Jakob Nufer, un vétérinaire suisse, sur sa propre femme qui aurait survécu à l'intervention et eu d'autres enfants par la suite (109).

La césarienne possédait toutefois une connotation anormale, non naturelle dans l'imaginaire collectif du bas Moyen Âge, comme le montrent les premières représentations de la naissance par césarienne de l'Antéchrist au XVe siècle (21).

On trouve dans l'ouvrage publié à Philadelphie en 1973 par H.Speert, *Iconographia gyniatrica - a pictorial history of gynecololgy and obstetrics*, la reproduction d'une saisissante gravure représentant la naissance de l'Antéchrist par césarienne pratiquée sur une femme agonisante, reproduction d'une gravure sur bois issue de *Der Entchrist*, 1475.

3.5.8. La délivrance

3.5.8.1. Direction et section du cordon

Différentes recettes existaient pour accélérer la sortie du placenta (appelé aussi « arrière-faix », « délivre », « enveloppe », « restant », « secondine »), notamment dans le Poitou, où par analogie entre la poule pondeuse et la femme délivrant le placenta, on donnait à manger des entrailles séchées de la première à la seconde. Les praticiens pratiquaient aussi la traction du cordon, parfois si fermement qu'il pouvait se produire une rupture du cordon, une fragmentation placentaire ou une inversion utérine.

Au XIIIe siècle, Barthélémy l'Anglais décrivait déjà le principe général de la délivrance artificielle en cas de rétention placentaire (102), et Trotula ainsi que Bernard de Gordon avait chacun dédié dans leurs œuvres respectives un chapitre entier sur ce sujet (ils prescrivaient aux mères du jus de poireau, de retenir leur respiration ou d'éternuer afin de favoriser la contraction des muscles abdominaux). Johannes de Cuba recommandait de diriger la délivrance en faisant consommer à la mère des fientes de vautour. Guy de Chauliac quant à lui décrivait sa pratique de la révision utérine, au cours de laquelle l'opérateur pouvait introduire son bras enduit d'huile de sésame ou de guimauve dans les voies génitales féminines (32).

La section du cordon était un acte très symbolique, on évitait d'utiliser des instruments en métal ou de cautériser (93) de peur que l'enfant ne subisse une mort violente, et on préférait le sectionner avec des morceaux de poterie, de roseaux, etc. Dans la plupart des cas, aucune asepsie n'était pratiquée, et le tétanos de cordon n'était pas rare. Le cordon était sectionné environ à quatre travers de doigt de l'abdomen (le chiffre 4 revêtait en effet un symbolisme important, comme les quatre saisons, humeurs, âges de la vie, etc. (32)), mais la longueur conservée pouvait varier selon le sexe du bébé, et on laissait en général un cordon plus long pour les garçons que pour les filles pour leur permettre de développer un membre long et viril (102).

3.5.8.2. Devenir du placenta

Tant que la délivrance n'avait pas eu lieu, le bébé n'était pas vraiment né. Le placenta, étant souvent assimilé au double ou au jumeau du nouveau-né, ne devait traditionnellement pas être brûlé, jeté à l'eau, donné à manger aux bêtes, etc., pour éviter que le bébé connaisse le même destin tragique. On l'enterrait plutôt avec le cordon devant le seuil de la maison ou dans le jardin, et on plantait au-dessus une plante symbolisant une qualité qu'on voulait voir apparaître chez l'enfant (le chêne pour la force, le rosier pour la beauté, etc.) (113).

Dans certaines régions, on pouvait le frotter contre le visage des nouveau-nés afin qu'ils aient un teint clair (55). Dans d'autres cas, il pouvait être réduit en poudre et inoculé à d'autres parturientes par la suite pour faciliter leur accouchement. Les cordons pouvaient être séchés et utilisés dans la réalisation de multiples recettes (philtres d'amour, remèdes contre l'épilepsie, etc.) (51).

Le placenta a également été longtemps consommé par l'accouchée pour regagner des forces et des nutriments. On sait aujourd'hui qu'il est très riche en prostaglandines pouvant favoriser l'involution utérine, et en ocytocine maximisant la lactation. Cet effet était déjà mentionné dans *l'Histoire Naturelle* de Pline l'Ancien (81), et le placenta figura comme ingrédient dans les textes de pharmacopée jusqu'au XVIIe siècle en tant que galactogène, aphrodisiaque, laxatif, et traitement contre les maladies utérines et la stérilité (114).

Des études modernes montrent même que la placentophagie pourrait inhiber la douleur, limiter la dépression du post-partum et favoriser la mise en place du lien mère-enfant chez la mère, grâce à l'action d'une molécule renforçant les effets des opioïdes (POEF) présente dans le placenta et le liquide amniotique (115). Cette pratique tomba progressivement en désuétude au cours de la période médiévale, et on présenta plutôt à la mère un « gâteau fertile », de couleur et forme semblables au placenta (35).

3.5.9. Baptême

3.5.9.1. Protéger l'âme immortelle du bébé

Un bébé décédé avant son baptême était, selon l'Église, voué à l'Enfer. Après le XIIIe siècle, le baptême était considéré comme le seul moyen de sauver son âme. En cas de doutes sur les chances de survie du bébé à l'accouchement ou jusqu'à la cérémonie complète pratiquée par un prêtre, toute personne était, selon le pape Nicholas Ier au IXe siècle (30), autorisé à effectuer une version abrégée de ce rite, appelée l'ondoiement.

3.5.9.2. L'ondoiement

Savoir pratiquer cette forme dégradée de baptême était la seule qualification des sages-femmes réellement évaluée lors de l'entretien d'embauche par le prêtre local jusqu'aux débuts de l'encadrement de la formation des sages-femmes entre le Moyen Âge classique et le bas Moyen Âge. Elles devaient être capables de l'effectuer, même in utero. Dans ce cas, le clystère, une seringue recourbée munie ou non d'une croix à son extrémité, était introduite dans les voies génitales de la mère afin d'injecter de l'eau bénite au plus près du bébé. Le concile de Canterbury en 1236 prescrivait ainsi de préparer de l'eau bénite pour l'accouchement (16), et conseillait également aux parturientes de se confesser avant d'entrer en travail dans le cas où les choses tourneraient mal (32).

Ce sacrement possédait toutes les caractéristiques d'un baptême, mais avait ses critiques, comme Thomas d'Aquin au XIIIe siècle qui considérait que le bébé devait d'abord naître dans la vie avant de naître dans la grâce. Si l'enfant était mort-né ou décédait avant de pouvoir être baptisé ou ondoyé, son corps ne pouvait être enterré en terre consacrée.

Beaucoup de parents considéraient toutefois que seule la cérémonie complète était valable. Elle n'était cependant possible que sur une personne vivante. On vit donc se créer vers le XIVe siècle en Europe occidentale des sanctuaires à répit, sur lesquels on déposait l'enfant dans l'espoir de voir des signes de vie lui revenir pour pouvoir le baptiser (quitte à prétendre que les différents bruits, odeurs et mouvements du corps en décomposition étaient des signes de vitalité) (93). Toutefois, si des praticiennes n'hésitaient pas à effectuer ce sacrement sur des nouveau-nés décédés, les coupables étaient sévèrement punies, comme dans le cas d'Adeline Joffrin, condamnée à ne plus pouvoir pratiquer à la fin du XVe siècle (32).

3.5.9.3. Le baptême en bonne et due forme

Les bébés naissant a priori en bonne santé étaient gardés dans des pièces calfeutrées pour les protéger des esprits malins jusqu'au baptême. Cette cérémonie était effectuée de préférence le jour de la naissance, mais le plus souvent à distance de l'accouchement si les parents vivaient trop loin d'un lieu de culte. Un délai maximum avant le baptême devait cependant être respecté sous peine de représailles, et des lois carolingiennes en 786 fixaient notamment une amende aux parents n'ayant pas baptisé leur bébé au cours de sa première année de vie (93).

Les parents se rendaient jusqu'à la chapelle la plus proche qu'il pleuve ou qu'il vente, et le trajet par mauvais temps causa probablement la mort d'un nombre important de nouveau-né. La cérémonie avait lieu en présence du prêtre, d'une partie de la famille, dont le père, les parrains, et marraines, mais souvent en l'absence de la mère, encore alitée jusqu'à la fin de la période des relevailles. Le bébé était baigné d'huiles purifiant la souillure de la naissance, béni et accueilli dans la communauté chrétienne. Il s'agissait d'une naissance sociale (23).

3.5.10. Signes annonciateurs

3.5.10.1. Astrologie et horoscope

On accordait une grande influence à l'heure de naissance (le créneau de onze heures à minuit était censé être l'heure du Diable) ainsi qu'aux étoiles, que des astrologues spécialisés observaient au moment de la naissance de la progéniture de personnages importants pour prédire leur avenir (santé, chance, etc.) (116).

Des événements célestes (étoiles filantes, solstices, etc.) étaient associés à des naissances extraordinaires. Isidore de Séville entre autres auteurs lista les signes astrologiques majeurs à rechercher au moment des naissances malgré son scepticisme à l'encontre de cette pratique (116).

Les événements lunaires étaient quant à eux associés à des périodes accrues de conceptions (plus de bébés conçus à la nouvelle lune) ou d'accouchements, car la pleine lune était assimilée à l'accouchement du cycle lunaire et associée à un effet déclencheur de l'accouchement des femmes (117).

Les expressions « être bien luné », « être mal luné » sont sans doute également dérivées de l'idée que la lune pouvait avoir une influence sur le caractère des bébés, car on pensait par exemple que les enfants nés par une nuit sans lune seraient intelligents, capables de voir les esprits et de déjouer les sortilèges.

3.5.10.2. Bébés monstrueux

Les naissances de bébés dits monstrueux (du latin *monere*, avertir, annoncer) étaient associées à une conception lors des jours interdits par l'Église chrétienne, et considérées comme des signes prophétiques de malheurs pour leur avenir individuel, celui de leur communauté voire de l'ensemble du pays au moins jusqu'au XVIIIe siècle. Un bébé né sans anus était ainsi vu comme la prédiction d'une disette prochaine, un bébé né avec une touffe de poils au niveau du sacrum risquait de ne connaître que la peine et la misère (les conséquences d'une dysraphie spinale pour les enfants touchés étaient donc au moins en partie connues) (55). Ces enfants, s'ils survivaient à leurs difformités, étaient très souvent abandonnés ou tués (ces meurtres étaient même obligatoires selon la loi des Douze Tables dans la Rome antique) (16).

Pour certains auteurs comme Albert le Grand, les bébés présentant des membres en moins ou en plus étaient dus à un manque ou à une surabondance de matière créatrice (semences parentales). Il appliquait la même théorie aux bébés hermaphrodites nés avec des organes génitaux sexuels des deux sexes (74). Le *Trésor des Histoires* illustré vers 1415 par le Maitre de Boucicaut contient une miniature représentant la naissance d'un tel « enfant monstrueux », en l'occurrence à deux têtes.

3.5.10.3. Naître coiffé et autres signes

D'autres croyances entouraient le placenta et ses membranes, on attribuait un destin heureux à un nouveau-né né avec sa « coiffe » (poche des eaux), considérée comme un porte-bonheur (118). Des matrones n'hésitaient d'ailleurs pas à récupérer la coiffe des bébés pour la revendre à prix d'or à certaines professions (ce fétiche était très recherché des avocats désireux de remporter leurs affaires) (9).

En Europe on pensait également que les septièmes fils (d'autant plus si leur père était également un septième fils et ainsi de suite) étaient censés posséder des pouvoirs surnaturels, au contraire de cultures d'Amérique latine où être le septième fils condamnerait à un destin tragique (notamment à se changer en une espèce de loup-garou) (23).

3.5.11. Post-partum et néonatalogie

3.5.11.1. Soins néonataux

Si besoin, le bébé était stimulé à la naissance avec une plume, ou on lui faisait boire un peu d'alcool. Pour évacuer le méconium on pouvait lui donner du beurre (fortifiant) et du miel, voire de l'huile d'amande douce pour les plus aisés.

Le petit était lavé avec de l'huile, du sel et du miel pour raffermir et protéger sa peau (102), sauf s'il lui restait du vernix considéré comme le reste de semence paternelle continuant de le nourrir : cette pratique est d'ailleurs toujours appliquée dans des sociétés modernes puisque le vernix est de nos jours laissé à sécher naturellement sur la peau des nouveau-nés afin de leur constituer une couche de protection thermique.

La matrone effectuait divers soins : le frein de langue était souvent coupé à l'ongle pour faciliter la succion (16), quant à la tête et aux oreilles du bébé, souvent déformées par un travail et un accouchement trop longs (dolichocéphalie, bosse séro-sanguine, écrasement des oreilles, etc.), la sage-femme les remodelait souvent de force (46).

De nombreuses pratiques et croyances entourant les soins postnataux au nouveau-né étaient également citées dans le corpus salernitain : on lui donnait régulièrement des substances soporifiques dès sa naissance ; on tentait de lui raccourcir les membres s'ils étaient de longueurs différentes ; en cas de constipation il recevait des suppositoires de miel, coton et fientes de souris.

Le bébé était également fréquemment emmailloté dès la naissance. Cette pratique héritée de l'Antiquité consistait à enrubanner fermement l'enfant jusqu'à ce qu'il sache se tenir debout seul, et était censée l'aider à adopter une posture bien droite, à le protéger des chocs, du froid et de l'humidité, mais le petit n'étant presque jamais changé, il baignait constamment dans ses propres déjections (23).

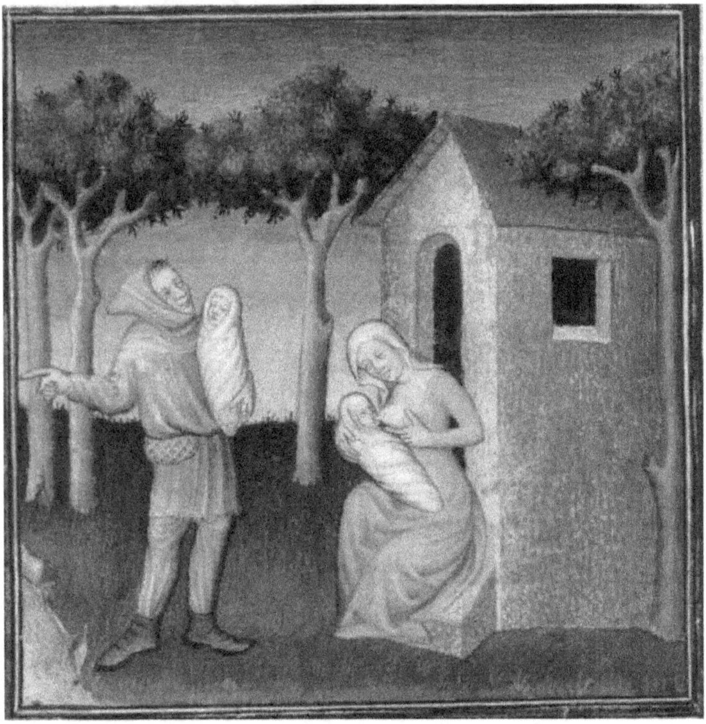

Figure 13 : Maître d'Orose, enfant emmailloté, tiré d'*Histoire ancienne jusqu'à César*, Paris, ca. 1400 (47)

3.5.11.2. Relevailles

La mère devait respecter une période d'alitement d'une durée théorique de quarante jours, associée à d'autres traditions selon les régions (ne pas changer les draps pendant huit jours, ne pas se laver, etc.). Cette coutume, déjà mentionnée dans la Torah, était en général respectée au sein des classes aisées, mais les paysannes la réduisaient souvent à quelques jours pour pouvoir retourner travailler puisque le temps des relevailles était plus associé à un symbole religieux qu'à un temps de rémission physique.

Elles restaient cependant exclues de l'enceinte de l'Église, car souillées du sang de la naissance, jusqu'au rituel de purification à la fin des quarante jours. Pendant cette période d'alitement, leurs commères les assistaient pour le ménage, la cuisine et les soins des enfants et du mari. Le jour de la cérémonie de purification, la mère était assistée par sa « releveuse » qui l'aidait à se lever, et lui faisait enfiler une cape la masquant complètement. Elle devait se rendre seule à l'église pour être bénie par le prêtre, avant de rentrer chez elle.

Si elle était décédée en couches ou peu de temps après, elle était enterrée selon diverses coutumes locales (dans certaines régions, elle était inhumée avec ses chaussures pour pouvoir se relever la nuit et aller nourrir son bébé) (35).

3.5.12. Alimentation pédiatrique

3.5.12.1. Premiers jours de vie

Les quelques illustrations d'allaitement maternel au haut Moyen Âge qui nous sont parvenues montrent pour la plupart la mère en position de madone, avec parfois une jambe surélevée par un tabouret.

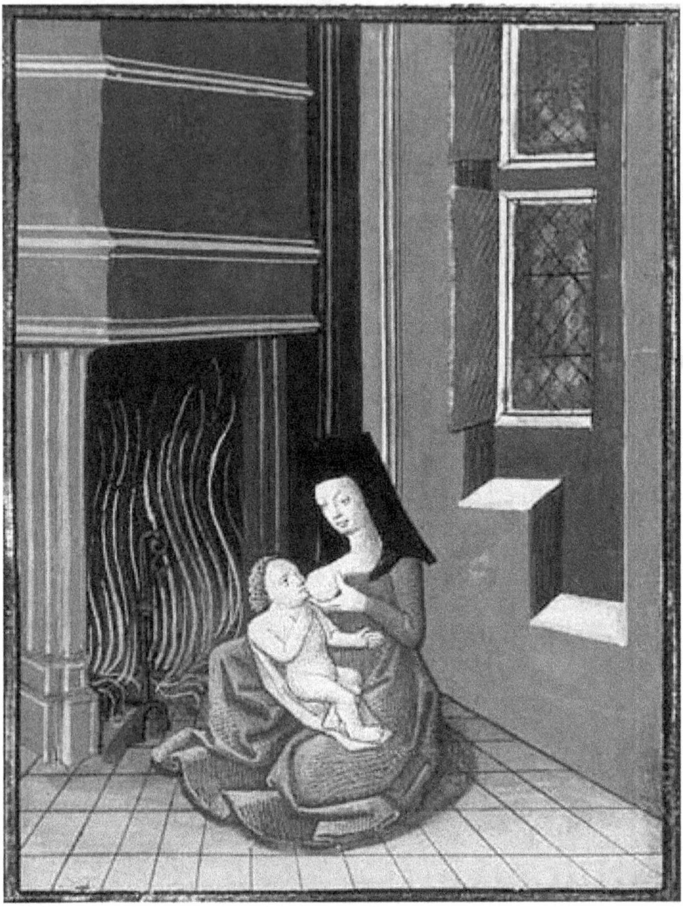

Figure 14 : Barthélémy l'Anglais, *La mère, Livre des propriétés des choses*, XVe siècle (54)

On retardait la première tétée de quelques jours pour laisser le temps au petit d'évacuer le méconium et à la mère d'avoir sa montée de lait : le colostrum ayant un aspect étrange, on préférait attendre la transition vers le lait mature pour que la mère nourrisse son bébé, au risque de retarder la montée laiteuse par manque de stimulation (40).

En attendant, l'alimentation néonatale était essentiellement composée d'eau sucrée, ou du lait d'une nourrice engagée pour quelques jours (17), et on évitait au maximum le lait animal par peur qu'il ne donne des qualités bestiales à l'enfant (119). Selon les régions et époques, du vin pouvait également être donné pur ou dilué au nouveau-né, ou uniquement après le sevrage complet du lait maternel, et on donnait parfois un mélange de lait et de pavot blanc aux bébés pour les endormir (23).

3.5.12.3. Allaitement et rapports sexuels

Jusqu'au XVIIe siècle, on pensait qu'allaiter était une contre-indication à la reprise de rapports sexuels, car retomber enceinte aurait déséquilibré et gâté les humeurs, dont le lait (cf. Galien). Certains auteurs comme Aristote ou Jonas d'Orléans au IXe siècle étaient d'ailleurs opposés à l'allaitement maternel des femmes de l'élite, car son arrêt permettait au couple de s'atteler à la conception du bébé suivant. Le principe de la méthode contraceptive MAMA (Méthode de l'Allaitement Maternel et de l'Aménorrhée, qui malgré ses conditions difficilement applicables, a prouvé un certain degré d'efficacité selon les études modernes) grâce à l'inhibition de l'ovulation par la prolactine était donc probablement à peu près compris (81).

Dans des manuels de pénitence de 590 à 850 en France, Espagne, Irlande et Angleterre, il était ainsi écrit noir sur blanc que l'allaitement devait être accompagné d'une abstinence sexuelle totale au sein du couple. Saint Ivo de Chartres (1040-1115) déclarait ainsi que nulle femme ne devait avoir de rapports sexuels pendant toute la période de la grossesse, et jusqu'au sevrage de son bébé (34).

3.5.12.3. Les nourrices en Europe

Certains maris n'étaient pas toujours enclins à pratiquer une abstinence de près de trois ans (le temps de la grossesse et de la moyenne de deux ans d'un allaitement maternel plus ou moins exclusif), et, pour retrouver rapidement une vie sexuelle au sein de leur couple, poussaient leurs épouses à prendre rapidement une nourrice s'ils en avaient les moyens (35). Ce métier, placé sous le patronage de Sainte Agathe dans la chrétienté, était déjà pratiqué au cours de la période antique et conserva une place importante au sein des cercles aisés des siècles suivants.

Les nourrices s'avéraient également très utiles quand la mère était décédée avant le sevrage de son bébé, dans les cas de naissances multiples, car il était souvent déconseillé de nourrir plus d'un bébé à la fois ou compliqué pour les femmes de produire assez de lait, etc. (46). Le rachitisme, l'anémie, le travail épuisant et la malnutrition maternels étaient de plus monnaie courante, et risquaient de causer une diminution de la quantité et de la qualité de lait, en mettant en danger la vie de l'enfant en l'absence de solutions de substitution.

On nota une importante propagation de la profession de nourrice des milieux urbains vers les campagnes du Xème au XIVe siècle en Europe (23), et de nombreuses recommandations des médecins de cette époque entouraient ainsi leurs sélection, alimentation, etc. Certains enfants étaient même envoyés à la campagne chez leurs nourrices pendant plusieurs années, et gardaient ensuite des liens étroits avec leur « maman téton » et leurs frères et sœurs « de lait » (les enfants de la nourrice) (119).

La nourrice idéale était ainsi décrite comme une femme ayant terminé sa croissance (de plus de 22 ans), mais âgée de moins de 40 ans ; de corpulence équilibrée ; aux cheveux bruns ou châtains ; aux mamelons roses ; non encline à succomber à la luxure (pour ne pas gâter son lait) ou à la gourmandise (40).

On remarque que dans la plupart des qualités recherchées chez ces femmes, le caractère et l'intelligence étaient très valorisées (120). Les familles bien nées redoutaient de faire appel à des femmes de basse extraction qui porteraient préjudice à leur progéniture, comme en témoignent des textes comme *Le Roman de Merlin* de Robert de Boron (fin XIIe siècle - début XIIIe siècle). Dans ce texte, le père de Keu demande à Arthur d'être indulgent à l'encontre de son fils au mauvais caractère et à la langue bien pendue, arraché au sein de sa mère biologique bien née et confié à une pauvre nourrice au profit du jeune prince Arthur : « S'il lui arrive d'être bizarre, malappris ou perfide, tolérez-le, puisqu'il a pris ces défauts dans le lait d'une femme de basse condition et que c'est pour que vous soyez nourri comme il se devait qu'il a perdu sa véritable nature » (121)[40].

Eustache Deschamps (1340-1404) dans *Miroir de Mariage* listait également de nombreux critères que les candidates au poste de mère de lait devaient remplir : « Il faut qu'elle ne soit ni sotte, ni ignorante, qu'elle ait une bonne poitrine ; qu'elle soit gaie et

[40] Robert de Boron, *Merlin* : roman du XIIIe siècle, Genève : Droz, 2000, lxxiv+340, p. 167.

joyeuse, jeune, jolie et pleine d'entrain, que son lait tienne sur l'ongle et qu'il ne soit pas verdâtre, et il faut éviter que son lait ait plus d'un an, car l'enfant en serait gâté et il en subirait le préjudice. Si elle a eu un enfant mâle, son lait vaudra assurément mieux que s'il s'agit d'une femelle » (122)[41].

La profession connut des progrès à la fin du Moyen Âge, et dans certains cas, des femmes devenaient nourrices de génération en génération dans les familles du peuple pour nourrir les bébés des nantis. Des lois les encadrant leur pratique furent mises en place dans plusieurs pays, comme la loi royale française du 30 janvier 1350 pour fixer leur salaire, ainsi que celui de leurs associées les « recommandaresses », des femmes spécialisées dans le transport des enfants entre le domicile familial et celui de leur nourrice. À Florence entre les XIVe et XVIe siècles, des livres de comptes tenaient également à jour les noms et gages des nourrices employées par les hospices d'enfants trouvés de la ville (23).

3.5.12.4. Caractère et régime alimentaire des femmes allaitantes

Comme pour la grossesse, on pensait que les émotions fortes ressenties par la femme allaitante étaient susceptibles de passer dans son lait et d'entraîner des conséquences sur le caractère de l'enfant. Ainsi les qualités physiques et morales (la piété religieuse en particulier, et l'absence de vices), le régime alimentaire, l'état de santé et le caractère de la femme allaitante étaient censés entraîner des conséquences sur son lait et sur le bébé allaité.

Pour Trotula, il fallait éviter de manger de choses trop salées, épicées ou aillées. Elle déconseillait de manière générale le chou qui donnerait un mauvais goût au lait, le fenouil qui faisait selon elle diminuer la lactation (contrairement aux études modernes qui ont montré l'effet galactogène de cette herbe, même si de nos jours de ne plus la consommer en quantité excessive en raison de son potentiel risque cancérigène pour la femme allaitante et son enfant (123)), ou les efforts physiques trop intenses pour ne pas faire tourner le lait (118). On contre-indiquait de plus la consommation de viandes au goût trop prononcé, d'oignons, de poireaux ou de

[41] Eustache Deschamps. *Le miroir de mariage*, Brissard-Binet, 1865, p. 101.

moutarde. Les viandes bouillies étaient préférées aux rôties pour éviter de rendre le bébé allaité flegmatique (40).

Enfin, si les femmes allaitantes étaient autorisées à ne pas pratiquer les périodes de jeûne obligatoires comme le Carême pendant un certain temps, comme en témoignent des lois comme la Grâgâs dans l'Islande du XIIe siècle, on retrouve également des textes légaux limitant la durée d'allaitement au sein afin que des femmes n'utilisent pas ce prétexte pour ne pas avoir à jeuner pendant une période trop étendue. Ainsi la loi de Borgarthing statuait qu'« aucune femme ne peut allaiter son enfant plus longtemps que pendant deux périodes de jeûne et jusqu'à la troisième » [42](ce qui correspondrait à une durée d'allaitement maternel maximale de près de trois ans) sous peine d'une amende pour elle et son mari.

Des historiens ont toutefois émis l'hypothèse que cette limite de la durée de l'allaitement maternel évoquée dans la loi susmentionnée n'aurait pas pour unique but la reprise du jeûne par les jeunes mères, mais également de protéger des femmes d'un épuisement de leurs réserves de nutriments causé par une période trop étendue de lactation, et leurs enfants des conséquences d'une diminution de la qualité du lait maternel (31).

3.5.12.5. Les pathologies de l'allaitement

Trotula proposait des solutions à une quantité trop importante de lait (en réduisant l'apport nutritif et en augmentant l'activité physique de la nourrice), ou au contraire à une quantité insuffisante (bouillies de farine de fève, du pain ou du riz avec du lait et du sucre) (124).

Bernard de Gordon quant à lui dédia un chapitre entier à l'allaitement dans son *Lilium medicine*, où il lista les diverses complications possibles au manque ou au surplus de lait maternel causé par une activité physique trop intense, par le régime alimentaire, par les humeurs chaudes et froides, etc.

L'engorgement mammaire y était également évoqué : pour de Gordon, cette affection était causée par une quantité excessive de lait s'accumulant pour une raison ou une autre dans le sein au risque de les faire gonfler et que le lait ne s'y gâte. Si cette affection était

---

[42] Benedictow OJ. *Breast feeding and sexual intercourse in medieval Norway.* Ann Démographie Hist., 1989 ; 1989, p. 243.

d'origine chaude (selon la théorie des humeurs datant de la période antique), De Gordon la traitait avec des ingrédients froids comme des emplâtres de jus de chou, de pourpier ou de mûre avec du vinaigre blanc et de la farine d'orge. Si ce mal était d'origine froide alors il appliquait un mélange de vin blanc et vinaigre bouilli.

3.5.12.6. Diversification alimentaire du bébé médiéval

Le bébé était en général nourri par allaitement maternel exclusif et à la demande pendant quelques mois, au cours desquels il dormait en général dans le lit parental, malgré les mises en garde des autorités de l'époque contre cette pratique ayant conduit à la mort par étouffement d'un grand nombre de bébés entre leurs parents.

Ce mode d'alimentation était en général pratiqué jusqu'à l'apparition de la première dent, sauf si la mère était déjà retombée enceinte auquel cas elle arrêtait de donner le sein immédiatement par peur de donner du lait vicié à son bébé.

Son alimentation devenait alors mixte avec l'introduction plus ou moins rapide de bouillie de lait et de céréales prémâchées, parfois données dès les premières semaines de vie pour épaissir le contenu gastrique, limiter les reflux et augmenter les apports nutritifs de l'enfant. Des biberons en terre cuite ou en cornes de vaches et de chèvres (souvent appelés « chevrettes », car ils étaient la plupart du temps remplis de lait de chèvre) ont été retrouvés dans des tombes d'enfants du IXe siècle et servaient manifestement à sevrer les enfants, car on pensait qu'allaiter le bébé plus de deux ans risquait de le rendre idiot (14).

Conclusion

Au cours de cette étude, on a donc pu observer que, contrairement à nos idées reçues, la période médiévale n'avait pas été marquée sur toute sa durée par l'absence de nouvelles théories médicales sur l'ensemble de l'Europe : si le haut Moyen Âge fut effectivement une époque marquée par un certain obscurantisme, une quasi-absence de nouveaux écrits et de structures encadrant l'administration des soins, il n'en a pas été de même pour le Moyen Âge classique et le bas Moyen Âge, au cours desquels les diverses professions de santé en Europe connurent des changements importants.

En effet, l'institutionnalisation des études de santé notamment grâce à la création des universités pour les médecins et les chirurgiens, la naissance des guildes professionnelles et l'encadrement progressif de la formation auprès d'aînés expérimentés, de l'évaluation des connaissances et des compétences des étudiants permirent une amélioration progressive de ces professions au cours de notre période d'étude. Ainsi on observa progressivement la création de véritables professions de santé avec les médecins, chirurgiens, sages-femmes et barbiers à partir de guérisseurs, barbiers, matrones peu ou pas formés et membres du clergé jusqu'au milieu du Moyen Âge classique (avec une influence désormais plus indirecte de l'Église dans le domaine médical).

Hormis ces nouveaux « professionnels de la santé » médiévaux, d'autres acteurs eurent également une incidence sur le domaine de la gynécologie-obstétrique au cours du Moyen Âge dans l'Europe chrétienne, que ce soit sur le plan médical, religieux, social ou historique.

La médecine antique gréco-romaine (elle-même en partie basée sur les connaissances égyptiennes des siècles précédents) constitua notamment une (si ce n'est la) source majeure d'inspiration pour les scientifiques des siècles suivants (et ce malgré des purges pratiquées par les autorités chrétiennes sur des connaissances qu'elles jugeaient parfois dangereuses), à tort ou à raison comme on l'a vu, puisque des théories que l'on peut aujourd'hui qualifier d'invraisemblables ont ainsi persisté parfois bien au-delà de la fin de la période médiévale. On peut citer entre autres les théories hippocratiques portant sur l'anatomie féminine et la communication des voies génitales et aériennes, ou l'utilisation de techniques comme la succussion.

La médecine internationale, tout particulièrement celle du monde arabe à partir du Moyen Âge classique, des pratiques comme la dissection dont la popularisation a permis une meilleure (à défaut d'une parfaite) compréhension de l'anatomie et de la physiologie humaines, ou encore divers événements historiques majeurs tels que les grandes épidémies ayant motivé la réalisation de recherches afin de mieux comprendre le corps humain et les divers maux l'affectant jouèrent également un rôle capital sur l'évolution du domaine de la gynécologie-obstétrique.

La création et la popularisation de croyances et pratiques, qu'elles aient été entérinées ou réfutées scientifiquement par la suite, autour de la gynécologie-obstétrique fut donc marquée par de multiples influences, en bien ou en mal, puisque des soins et remèdes ayant été reconnus comme efficaces par les études modernes étaient appliqués en parallèle de théories pouvant s'avérer dangereuses pour les patientes, souvent imprégnées de religion, de magie ou de folklore.

Comme nous l'avions vu dans l'introduction, ce mélange entre rationnel et surnaturel au Moyen Âge peut être expliqué par le besoin psychologique humain à trouver des causes, rationnelles ou non, à des phénomènes inexplicables par la science, et motivé par notre peur de l'inconnu, étant donné l'état peu avancé de la science de l'époque.

Ainsi et pour conclure, à l'époque moderne, il paraîtra judicieux de reprendre l'extrait suivant de la *Pensée sauvage* de Lévi-Strauss : « il aura fallu attendre jusqu'au milieu de ce siècle pour que des chemins longtemps séparés se croisent : celui qui accède au monde physique par le détour de la communication, et celui dont on sait depuis peu que, par le détour de la physique, il accède au monde de la communication. Le procès tout entier de la connaissance humaine assume ainsi le caractère d'un système clos. C'est donc rester encore fidèle à l'inspiration de la pensée sauvage que de reconnaître que l'esprit scientifique, sous sa forme la plus moderne, aura contribué, par une rencontre qu'elle seule eût su prévoir, à légitimer ses principes et à la rétablir dans ses droits »[43] (125).

---

[43] Lévi-Strauss C. (1 908 200). *La Pensée sauvage*, Pocket, 1962, p. 321.

Bibliographies

1. Gaffiot F (1 870 193). Le Grand Gaffiot. Hachette ; 2000

2. française A. maïeutique | Dictionnaire de l'Académie française | 9e édition

3. Larousse É. Définitions : gynécologie - Dictionnaire de français Larousse.

4. Ripoll T. Introduction. La puissance infinie des croyances. In : Pourquoi croit-on ? Auxerre : Éditions Sciences Humaines ; 2020. p. 5-25.

5. Ripoll T. Chapitre 3. Pourquoi développons-nous des croyances magiques ? In : Pourquoi croit-on ? Auxerre : Éditions Sciences Humaines ; 2020. p. 93-148.

6. Universalis E. Encyclopædia Universalis. Définition de superstition - étymologie, synonymes, exemples.

7. Zucker Konrad. Psychologie de la superstition. Paris : Payot ; 1972. 240 p. (Collection « Aux confins de la science »).

8. Carrié Jean-Michel. Nouvelle histoire de l'Antiquité : des Sévères à Constantin, 192-337. 10. L'Empire romain en mutation. Paris : Éditions du Seuil ; 2001. 841 p. (Points Histoire).

9. Dupouy Edmond. Le Moyen Âge médical : Les médecins au Moyen Âge - Les grandes épidémies - Démonomanie - Sorcellerie - Spiritisme - La médecine dans la littérature du Moyen Âge - Historiens - Poètes - Auteurs dramatiques. Paris : Meurillon ; 1888. vii+372.

10. Lloyd GER. Divination : traditions and controversies, Chinese and Greek. 1999

11. Mayaud PN. La condamnation des livres coperniciens et sa révocation à la lumière de documents inédits des Congrégations de l'Index et de l'Inquisition. Editrice Pontificia Università Gregoriana; 1997. 368 p.

12. Lebrun F. Le « Traité des Superstitions » de Jean-Baptiste Thiers. Contribution à l'ethnographie de la France du XVIIe siècle. Ann Bretagne Pays Ouest. 1976 ; 83:443-65.

13. Turner Wendy Jo. Medicine and the law in the Middle Ages. Leiden Boston: Brill; 2014. xii+378. (Medieval law and its practice).

14. Brodsky Phyllis L. The control of childbirth: women versus medicine through the ages. Jefferson, N.C: McFarland & Co. ; 2008. ix+211.

15. Graves Rolande. Born to procreate: women and childbirth in France from the Middle Ages to the eighteenth century. New York : Peter Lang ; 2001. x+162. (Studies in the humanities literature-politics-society).

16. Leroy Fernand. Histoire de naître : de l'enfantement primitif à l'accouchement médicalisé. Bruxelles : De Boeck ; 2002. 456 p.

17. Ward-Perkins Bryan. La chute de Rome : fin d'une civilisation. Paris : Flammarion ; 2017. 362 p. (Champs Histoire).

18. Cormack M. Introduction : Approaches to Childbirth in the Middle Ages. J Hist Sex. mai 2012 ; 21:201-7.

19. Middle-Ages Science - Medieval Period - History of Science.

20. Gourevitch Danielle. Maternité et petite enfance dans la littérature médicale. La conception. La grossesse. L'accouchement. La chirurgie obstétricale à l'époque romaine. La sage-femme : portrait idéal. Bourges : Éd. de la ville de Bourges, Service d'archéologie municipal ; 2003. 69 p.

21. Blumenfeld-Kosinski Renate. Not of woman born: representations of caesarean birth in Medieval and Renaissance culture. Ithaca (N.Y.) London : Cornell University Press; 1990. 204 p.

22. Bilimoff Michèle. Les remèdes du Moyen Âge. Rennes : Éd. Ouest-France ; 2011. 127 p.

23. Rollet Catherine. Des bébés et des hommes : traditions et modernité des soins aux tout-petits. Paris : Albin Michel ; 2000. 384 p.

24. Gourevitch D. The history of medical teaching. The Lancet. 1er déc. 1999 ; 354:SIV33.

25. Delaunay P. Sécularisation de l'art pharmaceutique. 1948

26. Comiti VP. Histoire des universités de médecine : quelques jalons. Trib Sante. 2007 ; 16:19-24.

27. Alexandre-Bidon Danièle. La santé au Moyen Âge. Paris : Association des Amis de la tour Jean sans Peur ; 2008. 38 p.

28. Coulon-Arpin Madeleine. La maternité et les sages-femmes : de la Préhistoire au XXe siècle. Paris : Éditions Roger Dacosta ; 1981. 189 p.

29. Green Monica Helen. Women's healthcare in the medieval West: texts and contexts. Aldershot (GB) Burlington (Vt.): Ashgate; 2000. (Variorum collected studies series).

30. Biller Peter, Ziegler Joseph. Religion and medicine in the Middle Ages. York : Medieval Press; 2001. xvi+253. (York studies in medieval theology).

31. Benedictow OJ. Breast feeding and sexual intercourse in medieval Norway. Ann Démographie Hist. 1989 ; 1989:245-65.

32. Laurent Sylvie. Naître au Moyen Âge : de la conception à la naissance la grossesse et l'accouchement (XIIe-XVe siècle). Paris : le Léopard d'or ; 1989. v+255.

33. Flandrin Jean-Louis. Le sexe et l'Occident : évolution des attitudes et des comportements. Paris : Éditions du Seuil ; 1981. 375 p.

34. Sogner S, Grange C. Allaitement au sein et abstinence sexuelle au Moyen Âge. Ann Démographie Hist. 1987 ; 1986:353-9.

35. Garver VL. Childbearing and Infancy in the Carolingian World. J Hist Sex. 2012 ; 21:208-44.

36. Flandrin Jean-Louis. Un temps pour embrasser : aux origines de la morale sexuelle occidentale, VIe-XIe siècle. Paris : Éditions du Seuil ; 1983. 249 p.

37. Jeay M. Sexuality and Family in Fifteenth-Century France: Are Literary Sources a Mask or a Mirror? J Fam Hist. 1979 ; 4:328-45.

38. Contraception, mariage et relations amoureuses dans l'Occident chrétien on JSTOR.

39. Valente MF. Martin Le Maistre's Reasoning in Sexual Matters. Am J Jurisprud. 1er janv. 1969 ; 14:100-4.

40. Raynald Thomas. The birth of mankind: otherwise named, The woman's book newly set forth, corrected, and augmented whose contents ye may read in the table of the book, and most plainly in the prologue. Farnham Burlington (Vt.): Ashgate; 2009. xxxix+310. (Literary and scientific cultures of early modernity).

41. King Helen. La médecine dans l'Antiquité grecque et romaine. Lausanne : Éditions BHMS ; 2008. ix+129. (Bibliothèque d'histoire de la médecine et de la santé).

42. Stoertz FH. Pregnancy and Childbirth in Twelfth-and Thirteenth-Century French and English Law. J Hist Sex. 2012 ; 21:263-81.

43. Wickersheimer Ernest. Commentaires de la Faculté de médecine de l'Université de Paris : 1395-1516. Paris : Imprimerie Nationale ; 1915. xcvii+561. (Collection de documents inédits sur l'histoire de France).

44. Mormiche Pascale, Perez Stanis, Cour de Francefr, Presses universitaires du Septentrion. Naissance et petite enfance à la cour de France : Moyen Âge-XIXe siècle. Villeneuve-d'Ascq : Presses universitaires du Septentrion ; 2016. 232 p. (Histoire et civilisations).

45. Histoire des femmes en Occident, sous la dir. de Georges Duby et Michelle Perrot. T. 2 : Le Moyen Âge, sous la dir. de Christiane Klapisch-Zuber. Paris : Plon, 1992. In-8°, 575 pages, ill. Bibl LÉcole Chartes. 1992 ; 150:384-6.

46. Alexandre-Bidon D, Boitel (1934-2021) P, Bon P. Guide de la France médiévale. 1997

47. Document - Banque d'images - BNF.

48. Green Monica Helen. The Trotula: a medieval compendium of women's medicine. Philadelphia: University of Pennsylvania Press; 2001. xvii+301.

49. Ibn al-Nafīs ʿAlī ibn Abī al-Ḥazm al-Qaršī ʿAlāʾ al-Dīn. Abrégé du Canon d'Avicenne. Lieu de publication inconnu : éditeur inconnu ; 2005. 348 p.

50. Grossel MG. Entre médecine et magie, les gestes de beauté (l'Ornatus mulierum). In : Le geste et les gestes au Moyen Âge. Aix-en-Provence : Presses universitaires de Provence ; 1998. p. 255-72.

51. Boissou Catherine. Histoire de l'antisepsie à l'accouchement : de l'Antiquité à nos jours. [S.l] : s.n. ; 2004.

52. Hervy Osmin. Mémoire sur le Polygonum Tinctorium. S.l : s.n. ; 1840.

53. Berton Hugues. Sorcellerie : sorciers, guérisseurs, médecines magiques et traditionnelles. Clermont-Ferrand : De Borée ; 2001. 288 p.

54. Barthélémy l'Anglais. Le Livre des propriétés des choses : une encyclopédie au XIVe siècle. Paris : Stock ; 1999. 308 p. (Stock Moyen Âge).

55. Hacquin François. Histoire de l'art des accouchements en Lorraine : des temps anciens au XXe siècle. Lieu de publication inconnu : éditeur inconnu ; 1979. 284 p.

56. Images d'Art. Ex-voto : utérus.

57. Ritchey Sara. Gender, health, and healing, 1250-1550. Amsterdam : Amsterdan University Press; 2020. 330 p. (Premodern health, disease, and disability).

58. Park Katharine. Secrets de femmes : le genre, la génération et les origines de la dissection humaine. Dijon : les Presses du réel ; 2009. 361 p. (Collection Fabula).

59. Dominique Castex, Isabelle Cartron. Épidémies et crises de mortalité du passé. Ausonius Éditions ;

60. Henri de Mondeville. Chirurgie de Henri de Mondeville composée de 1306 à 1320. Paris : Ancienne Librairie G. Baillière ; 1893. xxxii+902.

61. Ketham Johann von. Fasciculus medicine. Gorle-Bergamo: Grafica Gutenberg; 1976. (Monumenta Longobardica, op. VIII." Collana opere Antiche").

62. Leonardo da V. Tabula anatomica e bibliotheca augustissimi Magnae Britanniae Hannoveraeque regis depromta, venerem obversam e legibus naturae hominibus solam convenire, ostendens. Lunaeburgi : Sumtibus Heroldi et Wahlstabii; 1830. 30 p.

63. Salvat M. L'accouchement dans la littérature scientifique médiévale. In : L'enfant au Moyen Âge. Presses universitaires de Provence ; 2014. p. 87-106.

64. Bloch Oscar. Dictionnaire étymologique de la langue française. 3e édition. Paris : Presses universitaires de France ; 2008. xxxiv+682. (Quadrige Dicos poche).

65. Musée de l'Assistance publique-Hôpitaux de Paris. L'heureux événement : une histoire de l'accouchement [exposition], Musée de l'Assistance publique-Hôpitaux de Paris, 7 avril-16 juillet 1995. Paris : Musée de l'Assistance Publique-Hôpitaux de Paris ; 1995. 180 p.

66. Fournier P. Coutumiers de Normandie..., première partie : Le Très ancien Coutumier de Normandie. Texte latin, par Ernest-Joseph Tardif. Vol. 43, Bibliothèque de l'École des chartes. PERSÉE : Université de Lyon, CNRS & ENS de Lyon ; 1882 p. 526-8.

67. Pilorget J. « Comment meraleresse se doit contenir en ladite science » Le statut de sage-femme à Amiens à la fin du Moyen Âge. In : Dion L, Gargam A, Grande N, Henneau MÉ, éditeurs. Enfanter dans la France d'Ancien Régime. Arras : Artois Presses Université ; 2017. p. 19-32.

68. Buschmann A. Textbuch zur Strafrechtsgeschichte der Neuzeit: die klassischen Gesetze. München: C.H. Beck; 1998. vi, 688 p.

69. Carvacho R, Dedieu JP. Entre histoire et mémoire. L'Inquisition à l'époque moderne : dix ans d'historiographie. 2002

70. Hughes P. Witchcraft [Internet]. Baltimore, Penguin Books ; 1965. 254 p.

71. Sprenger Jakob. Malleus maleficarum, maleficas et earum haeresim frameâ conterens, ex variis auctoribus compilatus, et in quatuor tomos iustè distributus. Quorum duo priores vanas dæmonum versutias... Tomus primus. Indices auctorum, capitum, rerúmque non desunt. Editio novissima, infinitis penè mendis expurgata ; cuisque accessit fuga daemonum & complementum artis exorcisticae. Lugduni: sumptibus Claudii Bourgeat, sub signo Mercurij Galli. MDCLXIX ; 1669.

72. Häxan: ett kulturhistoriskt föredrag i levande bilder i 7 avdelningar. Paris : Potemkine films Agnès B. DVD ; 2011.

73. Monstrelet Enguerrand de. Le Premier [-Tiers] volume de Enguerran de Monstrellet, ensuyvant Froissart nagueres imprime a Paris des Chronicques de France, dangleterre, descosse, despaigne, de bretaigne, de gascongne, de flandres. Et lieux circonvoisins. S.l : s.n. ; 1503.

74. Albert le Grand. Women's secrets : a translation of Pseudo-Albertus Magnus's « De secretis mulierum » with commentaries. New York : State university of New York press; 1992. ix+200.

75. Liber de sinthomatibus mulierum.

76. Fournier Paul. Le livre des plantes médicinales et vénéneuses de France : 1500 espèces par le texte et par l'image. 1. Abricot à Coloquinte. Paris : Paul Lechevalier ; 1947. lxxviii+447. (Encyclopédie biologique).

77. Emsley John. Guide des produits chimiques à l'usage du particulier. Paris : O. Jacob ; 1996. 335 p.

78. van de Walle E. Flowers and Fruits: Two Thousand Years of Menstrual Regulation. J Interdiscip Hist. 1997 ; 28:183-203.

79. Ouerd M. Aux lueurs des bûchers, quelques silhouettes fantasmatiques... Sorcières Femmes Vivent. 1981 ; 22:51-60.

80. Yelouassi E. Huile essentielle de laurier : Propriétés et Utilisations. Information hospitalière : Lexique et actualité du milieu médical. 2021

81. Pline l'Ancien. Histoire naturelle. Paris : Gallimard ; 2013. xliv+2127. (Bibliothèque de la Pléiade).

82. John M. Riddle. Ancient and Medieval Chemotherapy for Cancer.

83. Guibourt Nicolas Jean-Baptiste Gaston. Histoire naturelle des drogues simples, ou Cours d'histoire naturelle professé à l'École supérieure de pharmacie de Paris. Édition électronique : numérisation 2015. Paris : BIU Santé ; 2015.

84. DOJA A. Dreaming of Fecundity in Rural Society. Rural Hist. 2005 ; 16:209-33.

85. Amy JJ. Contraception. More than ever. Eur J Contracept Reprod Health Care. 2006 ; 11:151-2.

86. Riddle JM. Oral contraceptives and early-term abortifacients during classical antiquity and the Middle Ages. Past Present. 1991 ; No. 132:3-32.

87. Couplan F. Les plantes et leurs noms histoires insolites. Versailles Cedex, France : Éditions Quæ ; 2012. 227 p.

88. Couplan François. Plantes médicinales de montagne : reconnaître, récolter, préparer un guide + un carnet de terrain. Grenoble : Glénat ; 2016. 127 p.

89. Mistry Zubin. Abortion in the early Middle Ages, c.500-900. York : Medieval press; 2015.

90. Fontanille Marie-Thérèse. Avortement et contraception dans la médecine gréco-romaine. Montrouge : Laboratoires Searle ; 1977. 233 p.

91. Coleman ER. L'infanticide dans le Haut Moyen Âge. Ann Hist Sci Soc Fr Ed. 1974 ; 29:315-35.

92. Boyer-Neumann C. Hémostase et grossesse. EMC - Hématologie. 1er juin 2005 ; 2:132-43.

93. Tricaud Anne, Jobbé-Duval Brigitte, Christian Francis, Mergnac Marie-Odile. Bébés d'hier. Paris : Archives & Cultures ; 2004. 128 p.

94. Berton H. Les guérisseurs en milieu rural. Gd Doss Sci Hum. 2020 ; N° 60:9-9.

95. Levy Mickaël. Les huiles essentielles, généralités et usages : l'huile essentielle de bois de rose (Aniba rosaeodora spp). [S.l] : s.n. ; 2013.

96. Hildegarde, Berger Margret. Hildegard of Bingen: on natural philosophy and medicine selections from Cause et cure. Suffolk

Rochester, N.Y: D.S. Brewer ; 1999. xvii+166. (Library of medieval women).

97. Presley TD, Morgan AR, Bechtold E, Clodfelter W, Dove RW, Jennings JM, et al. Acute effect of a high nitrate diet on brain perfusion in older adults. Nitric Oxide. 2011 ; 24:34-42.

98. RIED K, FRANK OR, STOCKS NP. Aged garlic extract reduces blood pressure in hypertensives: a dose—response trial. Eur J Clin Nutr. 2013 ; 67(1):64-70.

99. Novak J, Blüthner WD. Medicinal, aromatic and stimulant plants. 1st ed. 2020. Cham, Switzerland : Springer ; 2020. xi+634. (Handbook of Plant Breeding, 12).

100. CACHUELA-PALACIO M. Towards an index of all known species: the Catalogue of Life, its rationale, design and use. Integr Zool. 2006 ; 1:18-21.

101. BnF - Dossier pédagogique - L'enfance au Moyen Âge

102. Ashby G, Berier F, Bonney F, Buschinger D, Caluwé J de, Colliot R, et al. L'enfant au Moyen Âge : Littérature et civilisation. L'enfant au Moyen Âge : Littérature et civilisation. Aix-en-Provence : Presses universitaires de Provence ; 2014. 462 p. (Senefiance).

103. Clesse C, Lighezzolo-Alnot J, De Lavergne S, Hamlin S, Scheffler M. Histoire de l'accouchement en Occident : évolution des connaissances, techniques, croyances, rites et pratiques professionnelles au travers des âges. Devenir. 2018 ; 30:399-417.

104. Prioreschi Plinio. A history of medicine. Lewiston [etc: Edwin Mellen press; 1991.

105. Mazère Jean-Baptiste. Castors et castoréum. [S.l] : s.n. ; 2002.

106. Brenner E. Review of Medieval medicine: a reader. Med Hist. 2013;(57-2).

107. Hérisset A. Sur la culture et l'amélioration de la Valériane officinale. Paris : s. n. ; 1965. (Travaux du laboratoire de matière médicale de l'École supérieure de pharmacie de Paris).

108. Serhan CN. Pro-resolving lipid mediators are leads for resolution physiology. Nat Lond. 2014;510(7503):92-101.

109. Cesarean Section - A Brief History preface. U.S. National Library of Medicine.

110. Pundel Jean-Paul. Histoire de l'opération césarienne : Étude historique de la césarienne dans la médecine, l'art et la littérature, les

religions et la législation. La prodigieuse évolution de la césarienne depuis l'Antiquité jusqu'aux temps modernes. Bruxelles : Presses académiques européennes ; 1969. 303 p.

111. Tardieu Nicolas. Grossesse et sexualité à travers l'Histoire. Paris : Connaissances et savoirs ; 2004. 91 p.

112. Wellcome Collection. The birth of the Antichrist from a dying woman via a Caesarean operation. Reproduction, 1933, of a woodcut, 1475.

113. Bouchasson P. La placentophagie ou l'ingestion de placenta: entre traditions ancestrales et phénomènes actuels. :74.

114. Gersant M. Le placenta : approche historique, anthropologique et psychanalytique. Dialogue. 2020 ; 228:181-200.

115. Kristal MB, DiPirro JM, Thompson AC, Wood TD. Placentophagia and the Tao of POEF. Neurosci Biobehav Rev. févr 2023 ; 145:104992.

116. Carey HM. Astrology in the Middle Ages. Hist Compass. 2010 ; 8:888-902.

117. Aristote. Histoire des animaux. Paris : Gallimard ; 1994. 586 p. (Folio Essais).

118. Squires C. Taboo, fantasies and magical thinking about birth. Clin Méditerranéennes. 2012:23-39.

119. Knibiehler Y. Chapitre II. La maternité coutumière. In Paris cedex 14 : Presses universitaires de France ; 2002. p. 35-57. (Que sais-je ?; vol. 2e éd.)

120. Foehr-Janssens Y. Fées, nourrices et superstitions : les soins aux nourrissons au prisme de la fiction médiévale. Ann Bretagne Pays L'Ouest Anjou Maine Poitou-Charente Touraine. 16 nov 2017:109-33.

121. Robert de Boron. Merlin : roman du XIIIe siècle. Genève : Droz ; 2000. lxxiv+340. (Textes littéraires français).

122. Eustache Deschamps. Le miroir de mariage. Brissard-Binet ; 1865. 234 p.

123. VIDAL. Fenouil - Phytothérapie.

124. Lalung Henry de. L'accouchement à travers les âges et les peuples : superstitions, erreurs, préjugés sur la grossesse, le travail, la délivrance, les pratiques de magie, les postures, la césarienne, monstres et hermaphrodites. Éd. originale. Paris : Cortial ; 1939. 66 p.

125. Lévi-Strauss C. (1 908 200). La Pensée sauvage. Pocket ; 1962

Liste des figures

Table des matières

Structures éditoriales du groupe L'Harmattan

L'Harmattan Italie
Via degli Artisti, 15
10124 Torino
harmattan.italia@gmail.com

L'Harmattan Hongrie
Kossuth l. u. 14-16.
1053 Budapest
harmattan@harmattan.hu

L'Harmattan Sénégal
10 VDN en face Mermoz
BP 45034 Dakar-Fann
senharmattan@gmail.com

L'Harmattan Cameroun
TSINGA/FECAFOOT
BP 11486 Yaoundé
inkoukam@gmail.com

L'Harmattan Burkina Faso
Achille Somé – tengnule@hotmail.fr

L'Harmattan Guinée
Almamya, rue KA 028 OKB Agency
BP 3470 Conakry
harmattanguinee@yahoo.fr

L'Harmattan RDC
185, avenue Nyangwe
Commune de Lingwala – Kinshasa
matangilamusadila@yahoo.fr

L'Harmattan Congo
219, avenue Nelson Mandela
BP 2874 Brazzaville
harmattan.congo@yahoo.fr

L'Harmattan Mali
ACI 2000 - Immeuble Mgr Jean Marie Cisse
Bureau 10
BP 145 Bamako-Mali
mali@harmattan.fr

L'Harmattan Togo
Djidjole – Lomé
Maison Amela
face EPP BATOME
ddamela@aol.com

L'Harmattan Côte d'Ivoire
Résidence Karl – Cité des Arts
Abidjan-Cocody
03 BP 1588 Abidjan
espace_harmattan.ci@hotmail.fr

Nos librairies en France

Librairie internationale
16, rue des Écoles
75005 Paris
librairie.internationale@harmattan.fr
01 40 46 79 11
www.librairieharmattan.com

Librairie des savoirs
21, rue des Écoles
75005 Paris
librairie.sh@harmattan.fr
01 46 34 13 71
www.librairieharmattansh.com

Librairie Le Lucernaire
53, rue Notre-Dame-des-Champs
75006 Paris
librairie@lucernaire.fr
01 42 22 67 13

www.ingramcontent.com/pod-product-compliance
Lightning Source LLC
LaVergne TN
LVHW021237061026
849535LV00008B/3090
9782336502304